Sonja Hagmann | Andrea Greisberger
Uschi Prem | Anneliese Dieplinger-Falchetto

Bewusstes Bewegungslernen

Fünf Lernschritte im therapeutischen Prozess

Neue Reihe Ergotherapie
Herausgeber:
Deutscher Verband der Ergotherapeuten e.V.

Reihe 9: Allgemeine Themen
Band 7

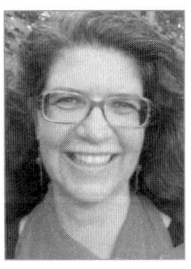

Sonja Hagmann
Die Verbindende ... führt Themen und Menschen zusammen
Ergotherapeutin seit 1986, derzeit eigene Praxis in Wien in den Fachbereichen Neurologie und Orthopädie
Begegnungen sind geprägt von: Lachen und respektvoller Neugierde

sonja.hagmann@tele2.at

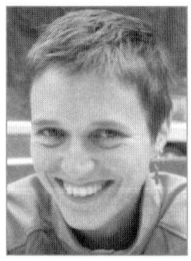

Andrea Greisberger, MSc
Die Genaue ... prüft Bewährtes und Neues
Physiotherapeutin seit 1996, derzeit selbstständige Tätigkeit (Praxis und Hausbesuche) in den Fachbereichen Neurologie/Geriatrie/Orthopädie und Lehrtätigkeit an der Fachhochschule FH-Campus Wien
Begegnungen sind geprägt von: Bewegungsfreude, Sorgfalt und Flexibilität

andrea.greisberger@physioaustria.at

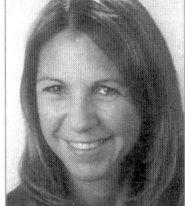

Uschi Prem
Die Raumgebende ... gibt neuen Ideen Raum zum Wachsen
Ergotherapeutin seit 2003, derzeit eigene Praxis in Niederösterreich in den Fachbereichen Orthopädie, Handtherapie und Neurologie
Begegnungen sind geprägt von: Temperament, Emotionen und viel Humor

uschi_prem@hotmail.com

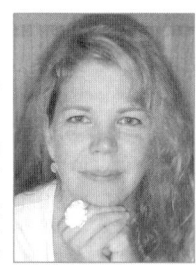

Anneliese Dieplinger-Falchetto
Die kreative Impulsgeberin ... betrachtet vieles aus einem anderen Blickwinkel
Ergotherapeutin seit 1990, derzeit eigene Praxis in Wien in den Fachbereichen Neurologie und Orthopädie
Begegnungen sind geprägt von: Faszination beim Begleiten von Veränderungen zum Neuen

dieplinger-falchetto@aon.at

Sonja Hagmann | Andrea Greisberger
Uschi Prem | Anneliese Dieplinger-Falchetto

Bewusstes Bewegungslernen
Fünf Lernschritte im therapeutischen Prozess

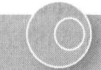
Das Gesundheitsforum

Schulz-
Kirchner
Verlag

Bibliografische Information der Deutschen Nationalbibliothek
Die Deutsche Nationalbibliothek verzeichnet diese Publikation in der
Deutschen Nationalbibliografie; detaillierte bibliografische Daten sind im
Internet über http://dnb.d-nb.de abrufbar.

Besuchen Sie uns im Internet: www.schulz-kirchner.de

1. Auflage 2010
ISBN 978-3-8248-0647-8
Fachlektorat: Beate Kubny-Lüke
Lektorat: Doris Zimmermann
Layout: Isabelle Möller
Titelfoto: © spuno – Fotolia
Zeichnungen: Anneliese Dieplinger-Falchetto
Alle Rechte vorbehalten
© Schulz-Kirchner Verlag GmbH, Idstein 2010
Mollweg 2, D-65510 Idstein,
Vertretungsberechtigter Geschäftsführer: Dr. Ullrich Schulz-Kirchner
Druck und Bindung: Rosch-Buch Druckerei GmbH, Bamberger Str. 15
96110 Scheßlitz
Printed in Germany

Als E-Book (PDF) erhältlich unter der ISBN 978-3-8248-0768-0

Inhalt

Vorwort

Sehr geehrte Leserin!
Sehr geehrter Leser!

Wir möchten Ihnen unsere Gedanken und Ideen zum Bewussten Bewegungslernen vorstellen. Aus therapeutischer Sicht erlernt der Klient/die Klientin neue oder ungewohnte Bewegungen, der Therapeut/die Therapeutin begleitet lehrend diesen Prozess. Dennoch sind beide immer Lernender/Lernende und Lehrender/Lehrende zugleich.

Wir sind Ergotherapeutinnen und Physiotherapeutinnen, die derzeit in der späten Rehabilitationsphase mit neurologischen und orthopädischen Klienten/Klientinnen arbeiten. Wir experimentieren gerne mit Veränderungen unserer Sichtweisen. Wir versehen bisher angewendete Vorgehensweisen mit einem diskussionswürdigen Fragezeichen.

Therapeutisches Handeln ist Kunst und Wissenschaft zugleich. Wissenschaft verleiht Glaubwürdigkeit, Kunst verleiht Bedeutung. Ideen, die vor einigen Jahren Gültigkeit hatten, haben sich bereits verändert und werden sich auch zukünftig gemäß den kommenden Erkenntnissen und Anforderungen wandeln. In diesem Sinne sind auch die in diesem Buch vorgestellten Ideen als Anregungen zu einem Bewussten Bewegungslernen zu sehen.

Wir hatten viel Spaß beim Staunen über das „Wunder Mensch" und beim Finden, Suchen, Erfinden, Verändern und Diskutieren unserer Ideen. Wir wünschen Ihnen viel Spaß beim Lesen und viel Vergnügtheit beim Ausprobieren.

Zum Gebrauch dieses Buches – Kreatives Ausprobieren erwünscht

In diesem Buch stellen wir Ihnen ein Denkmodell vor, das das Anleiten des Bewegungslernprozesses erleichtern soll. Die fünf Lernschritte *Wahrnehmen, Erkennen, Planen, AnSteuern* und *Feedback* heben die kognitiven Aspekte des Bewegens hervor. Erkenntnisse und Erfahrungsberichte aus der Literatur über Bewegen und Lernen bilden die Basis für die fünf Lernschritte. Der therapeutische Prozess ist der Kontext, in dem dieses Denkmodell entwickelt wurde.

Das Buch ist in drei Teile gegliedert: Im ersten Teil wird der therapeutische Rahmen vorgestellt, in dem wir mit dem vorliegenden Denkmodell seit 2003 Erfahrungen gesammelt haben. Der zweite Teil beschreibt Hintergrundinformationen zum Bewegen und zum Lernen, die dem vorgestellten therapeutischen Zugang zugrunde liegen. Im dritten Teil werden der therapeutische Prozess, der Dialog als Therapieinstrument und die fünf Lernschritte beschrieben. Die Lernschritte werden zwar isoliert dargestellt, sie wirken aber vor, während und nach dem Bewegen zusammen. Praxisbeispiele am Ende des dritten Teils zeigen, wie die fünf Lernschritte bei einzelnen Klienten/Klientinnen in den therapeutischen Prozess eingebunden werden können. Jeder dieser drei Teile kann unabhängig von den anderen und in beliebiger Reihenfolge gelesen werden.

Mit „Zur Einstimmung" am Beginn jedes Kapitels laden wir Sie ein, mit Ihrem Körper und mit Ihren eigenen Ideen zu experimentieren, bevor Sie sich unseren Ausführungen und Analysen widmen. „Zum Ausprobieren" am Schluss jedes Kapitels möchte Sie anregen, die in diesem Kapitel erläuterten Gedanken mit Ihrem persönlichen Erfahrungsschatz zu verbinden.

Die Kapitel in Teil zwei und drei sind folgendermaßen strukturiert: Am Beginn des Kapitels stellt „Kurzgefasst" die wesentlichen Inhalte des Themas vor. Im darauf folgenden Abschnitt „Wissens-Wertes aus der Literatur" belegt der literaturgestützte Hintergrund unsere Überlegungen zum Bewegungslernen. Die ausgewählte Literatur vermittelt vorwiegend praxisorientierte und praxiserprobte Erkenntnisse und Erfahrungen. Viele Ideen stammen aus benachbarten Fachgebieten (z.B. Sport, Kommunikation, ...)

und werden mit sensomotorischem Lernen in der Therapie verbunden. Die von uns gezogenen Schlussfolgerungen finden Sie in dem anschließenden Abschnitt „Merk-Würdiges beim Bewussten Bewegungslernen". Im Kapitel „Therapie-Gestaltung" lernen Sie Möglichkeiten kennen, wie der Bewegungslernprozess gestaltet werden kann. In der Kürze der ausgewählten Dialogausschnitte ist der Zeitaufwand, den die Klienten/Klientinnen benötigen, um im Körper eigene Antworten zu finden, nicht dargestellt. Ebenso fehlen die mehrmaligen Versuche, wenn der erste gewählte Weg nicht zielführend ist.

In den Abschnitten „Therapie-Gestaltung" und in den „Praxisbeispielen" beschreiben wir unsere Erfahrungen, die wir mit unseren Klienten/Klientinnen beim Bewegungslernen gemacht haben – Sie nehmen beim Lesen an den von uns erlebten Therapiesituationen teil. Vieles wird Ihnen bereits bekannt sein, manches wird Sie zum Ausprobieren verleiten und manches wird Ihrem Arbeitsstil möglicherweise nicht entsprechen.

Für uns war es spannend, den Bewegungslernprozess nicht nur bei Klienten/Klientinnen zu beobachten, sondern auch im eigenen Körper bewusst zu erleben und so zusätzliche Einsichten zu erhalten. Unsere Erfahrungen zeigen, dass diese Art des therapeutischen Arbeitens nicht für alle Klienten/Klientinnen gleichermaßen geeignet ist. Es liegt in der eigenen therapeutischen Kompetenz herauszufinden, welche Klienten/Klientinnen von dem Denkmodell des Bewussten Bewegungslernens profitieren können. Gestatten Sie sowohl Ihren Klienten/Klientinnen als auch sich selbst Zeit, um mit dieser Form des Bewegungslernens vertraut zu werden.

Teil 1: Therapeutischer Rahmen

1   **Offene Fragen – Eine Idee entsteht**

2   **Klienten/Klientinnen – Zu Gast
          in einem fremden Land**

3   **Modelle & Kompetenzen – Quellen des Wissens**

1 Offene Fragen – Eine Idee entsteht

Zur Einstimmung

Können Sie immer nachvollziehen, warum manche Klienten/Klientinnen eine Bewegung in der Therapie ausführen können, diese aber nicht in ihren Alltag integrieren?

Sowohl Klienten/Klientinnen als auch Therapeuten/Therapeutinnen begeben sich mit einer Fülle von bewussten oder unbewussten Erwartungen in die Therapiesituation. Diese Erwartungen können übereinstimmen oder divergieren und im unterschiedlichen Ausmaß erfüllt werden. Erfahrungen aus der praktischen therapeutischen Arbeit bildeten den Ausgangspunkt für die Überlegungen, wie Bewegungslernen unterstützt werden kann.

Erfahrungen mit dem eigenen therapeutischen Handeln

Einerseits bestimmen das Wissen und Akzeptieren von krankheitsbedingten Grenzen das therapeutische Handeln. Andererseits besteht der Wunsch, diese Grenzen zu erweitern. Die Zufriedenheit des Therapeuten/der Therapeutin bewegt sich im Spannungsfeld zwischen Schweregrad der körperlichen Beeinträchtigung, dem fachspezifischen Wissen und den individuellen, teils unbekannten, Bedürfnissen der Klienten/Klientinnen. Das therapeutische Handeln sowie die Erwartungen an das eigene therapeutische Vorgehen werden immer wieder kritisch überprüft und gegebenenfalls neu definiert.

Erfahrungen mit Therapieerfolgen

Therapieerfolge können in einem zufriedenstellenden Ausmaß unter therapeutischer Aufsicht erzielt werden. Rückmeldungen von Pflegepersonal und Angehörigen zeigen, dass die Bewegungserfolge nicht im gleichen Ausmaß in therapiefreie Zeiten übertragen werden können. Der Grund dafür ist nicht immer offensichtlich.

Erfahrungen aus dem Bereich Kommunikation

Der verbale und nicht verbale Dialog nimmt einen hohen Stellenwert im zwischenmenschlichen Kontakt ein. Einfühlsame Fragen und behutsames Vermitteln von neuen Informationen tragen in einem hohen Ausmaß zu einer erfolgreichen Kommunikation in der Therapie bei. Es stellt sich die Frage, wie dieser Dialog zum Erreichen des Therapieziels noch optimiert werden kann.

Erfahrungen aus den Bereichen Lernen und Lehren

Jede Person entwickelt einen Lernstil, mit dem sie am effizientesten lernen kann. In der sensomotorischen Therapie ist das Lehren von Bewegungen ein zentraler Bestandteil. Eine Bewegung kann unterschiedlich angeleitet bzw. gelehrt werden, wodurch auf individuelle Lernbedürfnisse eingegangen werden kann.

Erfahrungen aus der Therapie von Personen mit neuropsychologischen Störungen

Die Behandlung von Personen mit neuropsychologischen Störungen macht einerseits deutlich, dass der Therapieerfolg immer von der aktiven Mitarbeit der Personen abhängig ist. Andererseits spiegeln neuropsychologische Störungen besonders deutlich die vielfältigen Aufgaben des Gehirns wider, unter anderem auch die Funktion des Gehirns beim Erlernen und Ausführen einer (neuen) Bewegung.

Erfahrungen aus der sensomotorischen Therapie

Die Auseinandersetzung mit verschiedenen sensomotorischen Therapieansätzen lässt erkennen, dass das Erfassen und Verstehen anatomischer und physiologischer Grundlagen das Lernen von Bewegungen fördert.

Erfahrungen mit dem eigenen Bewegungslernen

Beim Erlernen von neuen Bewegungen und von Bewegungen, die zur Auflösung eigener ungünstiger Bewegungsmuster führen, zeigt sich, wie viel Motivation, Konzentration, Ausdauer und Wahrnehmungsleistung erforderlich ist. Die Auseinandersetzung mit dem eigenen Körper beim Erlernen von Bewegungen kann Bewusstsein und Verständnis für die komplexen Vorgänge beim Bewegungslernen im Rahmen der sensomotorischen Therapie schaffen.

Diese beschriebenen Erfahrungen führen zu folgenden Fragen:

- Welche Prozesse beeinflussen Bewegungslernen?
- Wie kann selbstständiges Bewegungslernen erreicht werden?
- Wie kann der sensomotorische Lernprozess für Klienten/Klientinnen transparent und nachvollziehbar gemacht werden?
- Wie kann der therapeutische Prozess beim Wiedererlernen einer Bewegung individuell an Klienten/Klientinnen angepasst werden?
- Welche Vorgehensweisen können es den Klienten/Klientinnen erleichtern, den erzielten Therapieerfolg in die therapiefreien Zeiten und in den Alltag zu übertragen?

Die Diskussionen zu diesen Fragen führten zu einem Denkmodell, bei dem fünf Lernschritte das zentrale Element bilden (siehe Abbildung 1):

- Im **Lernschritt Wahrnehmen** steht der momentan erlebte Ist-Zustand des Körpers in Ruhe und Bewegung im Mittelpunkt. „Innere Bilder" gilt es wahrzunehmen und in weiterer Folge zu verändern.
- Der **Lernschritt Erkennen** bezieht sich einerseits auf das Abrufen und WiederErkennen früherer bewusster oder unbewusster Bewegungserfahrungen. Die Bewegungserfahrungen werden mit dem aktuellen Wahrnehmen in Verbindung gebracht. Sollte das WiederErkennen unvollständig sein, lernen die Klienten/Klientinnen andererseits Bewegungsabläufe „neu" kennen.
- Im **Lernschritt Planen** wird die Bewegung durch Verbalisieren und/oder Imaginieren für die unmittelbare Zukunft gestaltet.
- Der **Lernschritt AnSteuern** beinhaltet einerseits das bewusste innere Kontaktaufnehmen mit einem zu bewegenden Körperteil (= „Ansteuern"). Andererseits werden beim anschließenden „Steuern" Bewegungsimpulse kontinuierlich an die zu bewegenden Körperteile während des Bewegens gesendet. Beide Prozesse werden miteinander verbunden und als „AnSteuern" bezeichnet.
- Der **Lernschritt Feedback** verbindet, evaluiert und beendet die Lernschritte. Feedback kann entweder aktiv in sich selbst gesucht oder von außen entgegengenommen werden.

Im Rahmen dieser fünf Lernschritte werden die kognitiven Aspekte des sensomotorischen Lernens in den Mittelpunkt gestellt. Jeder der Lernschritte wird im Denkmodell isoliert vorgestellt, um einzelne Prozesse deutlicher darstellen zu können. Während des Bewegens und beim Lernen von Bewegungen sind alle Lernschritte miteinander verwoben und vereint (siehe Abbildung 1).

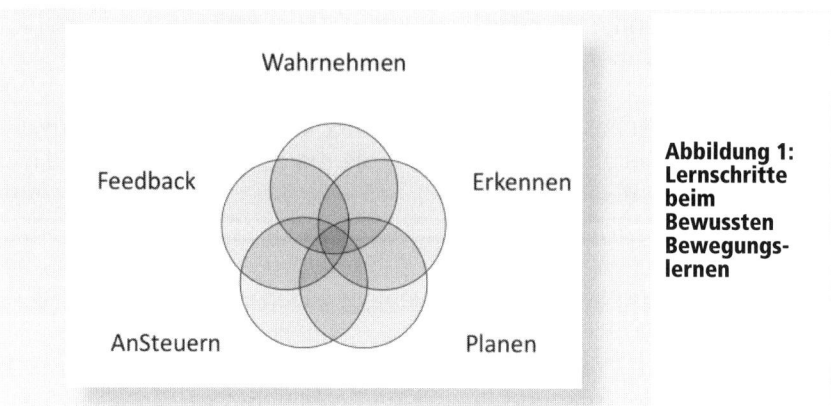

Abbildung 1: Lernschritte beim Bewussten Bewegungslernen

Den Lernschritten liegen wissenschaftliche Erkenntnisse und Erfahrungsberichte aus der Literatur zu den Themen Bewegen und Lernen zugrunde. Im therapeutischen Rahmen, in dem das Denkmodell entstanden ist, werden Klienten/Klientinnen mit chronischen neurologischen und/oder chronischen orthopädischen Bewegungseinschränkungen behandelt (siehe Abbildung 2).

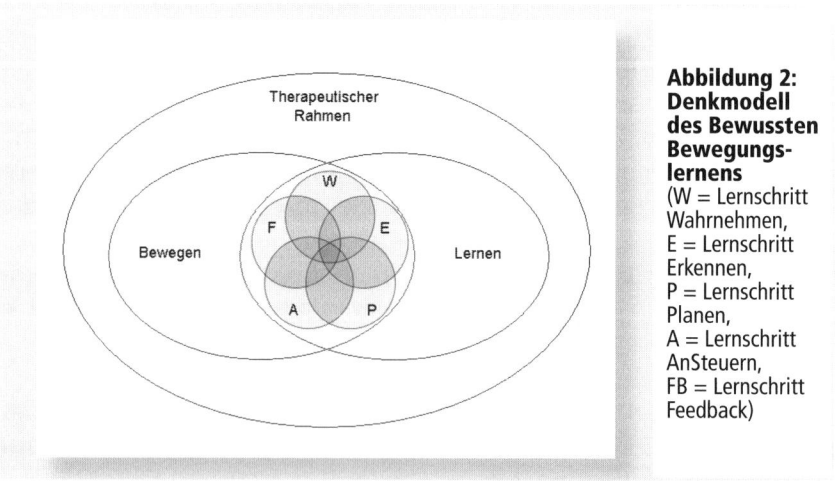

Abbildung 2: Denkmodell des Bewussten Bewegungslernens
(W = Lernschritt Wahrnehmen,
E = Lernschritt Erkennen,
P = Lernschritt Planen,
A = Lernschritt AnSteuern,
FB = Lernschritt Feedback)

Das **dialogorientierte Vorgehen** im Denkmodell berücksichtigt sowohl die individuellen Bedürfnisse des Klienten/der Klientin als auch die bevorzugte Arbeitsweise des Therapeuten/der Therapeutin.

Zum Ausprobieren

Stellen Sie sich vor, Sie lauschen dem virtuosen Spiel des gesamten Orchesters. Dabei schenken Sie immer wieder einem der Instrumente besondere Beachtung. Betrachten Sie dieses Bild als Metapher für die Vorgehensweisen beim Bewussten Bewegungslernen.

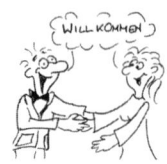

2 Klienten/Klientinnen –
Zu Gast in einem fremden Land

Zur Einstimmung

Mit welchen besonderen Fragestellungen kommen Klienten/Klientinnen zu Ihnen?

2.1 Kurzgefasst

Das hier vorgestellte Denkmodell bezieht sich auf die therapeutische Arbeit mit erwachsenen Klienten/Klientinnen in den Fachgebieten Orthopädie und Neurologie in einer späten Rehabilitationsphase. Die behandelten Klienten/Klientinnen sind motiviert und bereit, einen aktiven Beitrag zur Therapiegestaltung sowie einen finanziellen Ausgleich zu leisten. Therapiedauer und Therapiefrequenz werden in Zusammenarbeit von Therapeut/Therapeutin und Klient/Klientin auf die individuellen Bedürfnisse abgestimmt.

2.2 Wissens-Wertes aus der Praxis

Fachgebiete
Entwickelt und erprobt wurde das Denkmodell für Klienten/Klientinnen in den Fachgebieten Neurologie und Orthopädie. Die Annahme, dass Veränderungen beim Bewegen mit Anpassungen im Zentralnervensystem zusammenhängen, bildet in beiden Fachgebieten den Ausgangspunkt.

Eine Verletzung im Gehirn führt unter anderem zu sensomotorischen Veränderungen. Die Erfahrungen in der Anwendung des Denkmodells im **Fachgebiet Neurologie** beziehen sich auf neurologische Klienten/Klientinnen in einer späten Rehabilitationsphase. In der neurologischen Akutphase wurde aus organisatorischen Gründen Bewusstes Bewegungslernen bisher nicht angewandt. Mobile Klienten/Klientinnen werden in

22

der Praxis behandelt, andere nehmen die Therapie in der vertrauten häuslichen Umgebung in Anspruch.

Bei Klienten/Klientinnen im **Fachgebiet Orthopädie** entsteht veränderte Bewegung z.B. durch Schmerzen oder Verringerung des Bewegungsausmaßes, die unter anderem durch ungünstige Bewegungsgewohnheiten hervorgerufen werden. Dauern diese Veränderungen über einen längeren Zeitraum an, so beginnt das Gehirn, die neue Bewegung als Norm zu akzeptieren. Die Plastizität des Gehirns verursacht eine Anpassung des Zentralnervensystems an die über einen längeren Zeitraum herrschenden Veränderungen (Mulder 2007). Die Anpassungen im Gehirn werden beim Bewussten Bewegungslernen als Ausgangspunkt für die Behandlung gesehen. Die Therapie findet dabei vorwiegend in einer Praxis statt.

Alter der Klienten/Klientinnen

Bis jetzt werden Erwachsene ab 15 Jahren behandelt. Die Veränderungen am Bewegungsapparat und im Bewegungsverhalten sind im Laufe des Lebens entstanden, also nicht von Geburt an vorhanden gewesen. Alle Klienten /Klientinnen haben somit „normale" und alltägliche Bewegungserfahrungen machen können.

Klagende, Besuchende oder Kunden/Kundinnen

Radatz (2008) unterscheidet verschiedene Typen von Klienten/Klientinnen: die Klagenden, die Besuchenden und die Kunden/Kundinnen. Die Klagenden möchten vor allem von ihren Beschwerden erzählen und ernst genommen werden. Besuchende erwarten, dass ihr Problem von außen für sie gelöst wird. Kunden/Kundinnen haben einen Auftrag für die begleitende/betreuende Person und sie sind bereit, aktiv an der Lösung ihres Problems mitzuarbeiten.

Da die Erfahrungen vorwiegend in der freien Praxis gesammelt werden, sind viele der Klienten/Klientinnen entweder von vornherein „Kunden/ Kundinnen" oder Personen, die in diesen Status geführt werden können. Sie sind motiviert, aktiv mitzuarbeiten. Sie kennen die Möglichkeiten und Probleme, die ihre Einschränkungen im Alltag bewirken. Zum Teil finden sie im Laufe des therapeutischen Prozesses eigene Lösungen. Sie sind lernbereit und an Erklärungen über die Funktionsweise des eigenen Körpers interessiert. Häufig holen sie schon im Vorfeld zur Therapie Informationen, die ihre Erkrankung betreffen, ein. Viele Klienten/Klientinnen sind bereit, einen finanziellen Beitrag zum Teil oder zur Gänze zu leisten. Sie wollen einen für sie erkennbaren Nutzen erzielen, der sich im Idealfall mit ihren Erwartungen deckt.

Aufgrund der schon länger bestehenden Problematik bringen die Klienten/Klientinnen unterschiedliche therapeutische Vorerfahrungen mit.

Notwendige Modifikationen

Bei Personen, die von sich aus wenig Kontakt zur Umwelt aufnehmen können, und bei massiven Einschränkungen der Konzentration und des Gedächtnisses muss das therapeutische Vorgehen modifiziert werden (siehe Kap. 13 „Modifikationen bei Personen mit kognitiven Einschränkungen").

Rahmenbedingungen

Orthopädische Klienten/Klientinnen nehmen durchschnittlich fünf bis zehn Therapieeinheiten in Anspruch. Die Länge der therapiefreien Intervalle zwischen den Behandlungen wird im Idealfall von den Klienten/Klientinnen bestimmt, z.B. vier, sieben oder vierzehn Tage. Neurologische Klienten/Klientinnen werden zum Teil über mehrere Jahre begleitet. Die Therapiefrequenz liegt je nach Wunsch bei ein- bis dreimal pro Woche. Die Gesamtlänge der therapeutischen Begleitung wird von den Klienten/Klientinnen, von den Therapeuten/Therapeutinnen und den zur Verfügung stehenden finanziellen Ressourcen bestimmt.

Eine Therapieeinheit dauert meist 60 Minuten. In den therapiefreien Intervallen haben die Klienten/Klientinnen ausreichend Möglichkeit, neu Erlerntes selbstständig zu erproben und im Alltag umzusetzen. In diesen therapiefreien Intervallen können erzielte Erfolge, aber auch Themen, die noch unklar sind, verarbeitet und bei der nächsten Therapieeinheit angesprochen werden.

2.3 Merk-Würdiges beim Bewussten Bewegungslernen

Klienten/Klientinnen sind in unterschiedlichem Ausmaß **motiviert**, den Bewegungslernprozess aktiv und eigenverantwortlich (mit) zu gestalten. Klienten/Klientinnen, die bisher Bewusstes Bewegungslernen kennengelernt haben, haben sich im Vorfeld oder im Rahmen der therapeutischen Begleitung entschieden, ihre Bewegungen zu optimieren. Sie sind bereit, ihr bisheriges Bewegungsrepertoire zu erweitern und vertraute Bewegungsgewohnheiten oder Kompensationsstrategien zu überprüfen. Sie bringen ihre gesamte Persönlichkeit in die gemeinsame Therapiegestaltung ein und werden wertschätzend vom Therapeuten/von der Therapeutin begleitet.

Vertrautes zu verlassen und Neues auszuprobieren bedeutet, ein gewisses Maß an Ungewissheit zuzulassen und neugierig zu sein. Beim Bewussten Bewegungslernen werden zum Teil Körperbereiche angesprochen, die bisher nicht bewusst zugänglich waren. Klienten/Klientinnen benötigen **Vertrauen**, um unbewusste Bereiche zu erforschen und ihre Erkenntnisse mitzuteilen. Während des therapeutischen Arbeitens können bisher verborgene Ängste an die Oberfläche kommen. Klient/Klientin und Therapeut/Therapeutin entscheiden gemeinsam, in welcher Form sie damit umgehen möchten.

Beim Bewussten Bewegungslernen ist ein hohes Maß an **Aufmerksamkeit und Konzentration** notwendig. Bei einem Absinken der Konzentration werden Pausen eingelegt. Mitunter wird erst im Laufe des therapeutischen Prozesses das erforderliche Maß an Konzentration entwickelt, indem das Interesse am Körper und an Bewegungsabläufen geweckt wird. Im Rahmen der fünf Lernschritte (siehe Kap. 8-12 „Lernschritte") werden die Klienten/Klientinnen unterstützt, die Aufmerksamkeit auf bestimmte Lerninhalte zu lenken. Manche dieser Abläufe sind den Klienten/Klientinnen fremd, sie benötigen Zeit, um ihre Fähigkeiten entfalten zu können.

Die erworbenen kognitiven Erkenntnisse werden unmittelbar in **Bewegen** umgesetzt. Um den Erfolg zu festigen, sollen die Klienten/Klientinnen das Erlernte häufig wiederholen. Eventuelle Fehlversuche können als Teil des Lernprozesses akzeptiert werden. Die Klienten/Klientinnen entscheiden, wann sie sich in vertrauter Weise bewegen und wann sie neue Bewegungserkenntnisse umsetzen möchten.

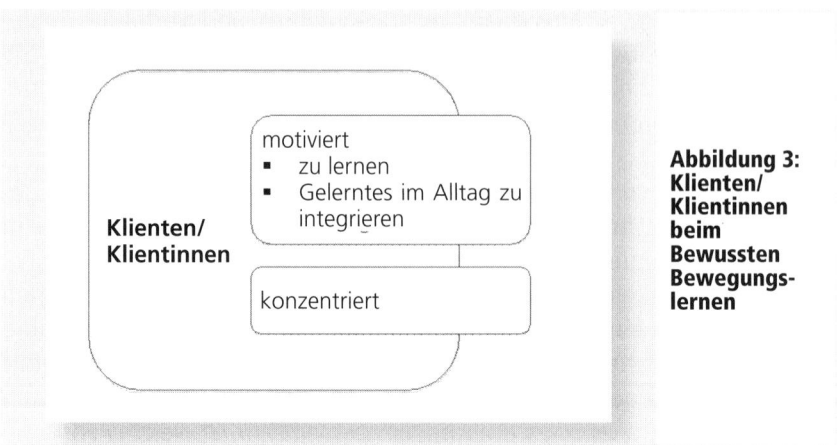

**Klienten/
Klientinnen**

motiviert
- zu lernen
- Gelerntes im Alltag zu integrieren

konzentriert

**Abbildung 3:
Klienten/
Klientinnen
beim
Bewussten
Bewegungs-
lernen**

Zum Ausprobieren

Denken Sie an einen Ihrer Klienten/eine Ihrer Klientinnen.
Sehen Sie ihn/sie als Kunden/Kundin, als Besuchenden/Besuchende oder als Klagenden/Klagende?

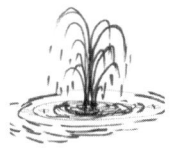

3 Modelle & Kompetenzen – Quellen des Wissens

Zur Einstimmung

Welche Kompetenzen werden Ihrer Meinung nach bei der Durchführung einer Therapie vom Therapeuten/von der Therapeutin gefordert?

3.1 Kurzgefasst

Beim Bewussten Bewegungslernen werden Erkenntnisse aus verschiedenen Wissensgebieten entnommen und neu miteinander verbunden. Eingebettet ist das Bewusste Bewegungslernen in die Internationale Klassifikation der Funktionsfähigkeit, Behinderung und Gesundheit (ICF). Ergotherapeutische Modelle dienen als Vorlage für ein strukturiertes Vorgehen. Fachliche, methodische und soziale Kompetenzen liegen dem therapeutischen Handeln zugrunde.

3.2 Wissens-Wertes aus der Literatur

3.2.1 Internationale Klassifikation der Funktionsfähigkeit, Behinderung und Gesundheit

Die „Internationale Klassifikation der Funktionsfähigkeit, Behinderung und Gesundheit" (International Classification of Functioning Disability and Health, ICF) stellt die funktionale Gesundheit und deren Beeinträchtigung in den Mittelpunkt. Die ICF definiert zwei Teilbereiche: Teil 1 betrifft die „Funktionsfähigkeit und Behinderung". In diesem finden sich die Ebenen „Körperfunktionen und -strukturen", „Aktivität und Partizipation (Teilhabe)". Teil 2 beschreibt „Kontextfaktoren", die sich auf Umwelt und personenbezogene Einflüsse beziehen.

Innerhalb der ICF wird Gesundheit eingeordnet und kodiert. Der erste Teilbereich **„Funktionsfähigkeit und Behinderung"** erfasst in der Ebene **„Körperfunktion und -struktur"** unter anderem Funktionen und Strukturen, die mit Bewegen in Zusammenhang gebracht werden können, z.B.: Funktionen und Strukturen von Gelenken, Knochen, Reflexen und Muskeln. In der Ebene „Aktivität und Partizipation" kann der Gesundheitszustand im Rahmen des Abschnittes „Lernen und Wissensanwendung" kodiert werden, unter anderem bezüglich Lernen, Anwendung des Erlernten, Denken, Probleme lösen und Entscheidungen treffen. Im zweiten Teilbereich „Kontextfaktoren" werden zusätzliche personenbezogene und Umweltfaktoren berücksichtigt. Die Ebenen und Faktoren beeinflussen einander und haben eine dynamische Auswirkung auf den aktuellen funktionalen Gesundheitszustand (DIMDI 2005; Garnier et al. 2006; Prodinger 2008).

3.2.2 Ergotherapeutische Modelle

In der Ergotherapie haben Chapparo und Ranka (2009) das **Occupational Performance Model (Australia)** – OPM (A) entwickelt. Um die Handlungsfähigkeit von Menschen zu erfassen, werden einzelne Konstrukte unterschieden:

- die Rolle, die eine Person einnimmt
- vier Bereiche der Handlungsfähigkeit: Selbsterhaltung, Erholung, Freizeit und Produktivität
- fünf Komponenten der Handlungsfähigkeit: biomechanisch, sensomotorisch, kognitiv, intrapersonal und interpersonal
- drei Kernelemente der Handlungsfähigkeit: Körper, Seele und Geist
- eingebettet ist die Handlungsfähigkeit in die physische, sensorische, soziale und kulturelle Umgebung sowie in Raum und Zeit.

Das Modell geht davon aus, dass alle Handlungselemente miteinander verbunden sind und einander beeinflussen. Die Wichtigkeit der einzelnen Elemente wird von den Bedürfnissen des Klienten/der Klientin bestimmt. Das Ziel besteht darin, den Klienten/die Klientin zu unterstützen, Lösungen zu seiner/ihrer Zufriedenheit und zur Zufriedenheit anderer zu finden (Chapparo und Ranka 2009, Marotzki 2007).

Für die Komponente „Kognition", eine der im OPM (A) beschriebenen fünf Komponenten der Handlungsfähigkeit, ist ein Befunderhebungsinstrument, das **Perceive Recall Plan Perform System** (PRPP), entwickelt worden. Im Rahmen dieser Befundung führt der Klient drei bis vier Alltagshandlungen aus, die für ihn relevant oder problematisch sind. Dieser

Vorgang wird in zwei Analyseschritten beobachtet: Im ersten Teil werden Fehlerarten klassifiziert; im zweiten Teil werden kognitive Fähigkeiten und Defizite des Klienten/der Klientin anhand einer Einteilung in die vier Quadranten Perceive (Wahrnehmen), Recall (Erinnern), Plan (Planen) und Perform (Durchführen) beobachtet und interpretiert. Von den Ergebnissen der Befundung werden therapeutische Interventionen abgeleitet, die keiner Hierarchie zugeordnet sind (Chapparo und Ranka 2009, Busch et al. 2007).

3.2.3 Kompetenzen

Im (lehrenden) Austausch mit anderen Menschen bedarf es der Fachkompetenz, der Methodenkompetenz und der Sozialkompetenz. Die Fachkompetenz umfasst das eigentliche Berufswissen und Berufskönnen. Zur Methodenkompetenz zählen unter anderem die Fähigkeit zur kreativen Problemlösung, die Fähigkeit zum vernetzten Denken oder die Anwendung von Lern- und Arbeitstechniken. Menschen mit Sozialkompetenz gestalten Beziehungen verantwortungsbewusst. Sie verhalten sich empathisch, das heißt, sie begegnen anderen Menschen wertschätzend und einfühlsam (Simon 2007).

Fachkompetenz vermitteln verschiedene Therapie- und Trainingskonzepte aus den Bereichen Therapie, Tanz und Sport, wie z.B. Erkenntnisse der Spiraldynamik® (Larsen 2007; Heel 2006a), der Propriozeptiven Neuromuskulären Fazilitation (Hedin 2002; Horst 2005; Kabat und Knott 1953), der Kognitiv-Therapeutischen Übungen von Perfetti (Perfetti 2008; Perfetti 2006), der Nichtoperativen orthopädischen Medizin nach Cyriax (Matthijs et al. 2003), der Alexander-Technik (MacDonald und Ness 2006), der Feldenkrais-Methode (Feldenkrais 1987) und der SOWI-Therapie (Zaruba und Wierk 2006).

Methodische Vorgehensweisen zum Vermitteln von Lerninhalten basieren unter anderem auf Grundlagen des Lehrens (Birkenbihl 2007a; Lehner 2006), dem Systemischen Coaching (Shazer 2009; Radatz 2008), der Franklin-Methode (Franklin 2008), den Kognitiv-Therapeutischen Übungen von Perfetti (Perfetti 2008; Perfetti 2006) oder dem mentalen Training (Eberspächer 2007).

In Bezug auf die **Sozialkompetenz** sind die therapeutische Haltung und die Gestaltung einer Lernatmosphäre wichtig. Die therapeutische Haltung ist von einem wertschätzenden und respektvollen Umgang miteinander gekennzeichnet. Die Klienten/Klientinnen werden in ihrer Gesamtheit erfasst und in ihrem Bestreben, Neues zu lernen, unterstützt und begleitet (Radatz 2008). Die therapeutische Grundhaltung „Ich bin o.k. – du bist o.k.", wie sie der Transaktionsanalytiker Harris (2009) formuliert hat, prägt die Zusammenarbeit.

3.3 Merk-Würdiges beim Bewussten Bewegungslernen

Bewusstes Bewegungslernen findet in Bezug auf die ICF einerseits auf der **Ebene der Körperfunktionen und -strukturen** statt, indem die Funktion „Bewegen" und die daran beteiligten Strukturen im Mittelpunkt stehen. Andererseits wird die Aktivitäts- und Partizipationsebene angesprochen, weil der Klient/die Klientin aktiv am Bewegungslernen beteiligt ist. Lernen und Wissensanwendung werden mit dem angebotenen Denkmodell besonders gefordert und gefördert.

Liegt ein Therapieauftrag, eine Bewegung zu erlernen bzw. zu verändern, vor, so kann mit dem Denkmodell der notwendige Lernprozess bewusst angeleitet und unterstützt werden. Alle **fünf Komponenten der Handlungsfähigkeit** nach dem OPM (A) werden in das Denkmodell einbezogen. Spüren und Bewegen (Sensomotorik) finden innerhalb von biomechanischen Gesetzmäßigkeiten statt. Kognitive Vorgänge, die Informationen im Gehirn bearbeiten und Impulse in die Körperperipherie senden, sind Voraussetzungen für Spüren und Bewegen. Intrapersonale Fähigkeiten ermöglichen die bewusste Auseinandersetzung mit sich selbst; interpersonale Fähigkeiten dienen dem Austausch mit anderen Personen. Bewegungen werden erlernt und im Anschluss in Alltagshandlungen integriert.

Da beim Bewussten Bewegungslernen vor allem die **kognitiven Vorgänge beim Bewegen** im Mittelpunkt stehen, können in Anlehnung an das PRPP-System auch fünf kognitive Lernschritte definiert werden:

- Im Lernschritt „Wahrnehmen" steht der momentan erlebte Ist-Zustand des Körpers in Ruhe und Bewegung im Mittelpunkt.
- Im Lernschritt „Erkennen" werden Bewegungszusammenhänge deutlich gemacht.
- Im Lernschritt „Planen" wird das Bewegen in der unmittelbaren Zukunft gestaltet.

- Der Lernschritt „AnSteuern" fokussiert auf das Senden von Bewegungsimpulsen an die zu bewegenden Körperteile vor und während des Bewegens.
- Der Lernschritt „Feedback" verbindet, evaluiert und beendet die Lernschritte.

Die Klienten/Klientinnen werden durch Fragen unterstützt, im jeweiligen Lernschritt ihre individuelle Ausgangssituation zu erkennen und Veränderungsprozesse selbstständig herbeizuführen.

Das Denkmodell des Bewussten Bewegungslernens baut auf der **Fach-, Methoden- und Sozialkompetenz** des Therapeuten/der Therapeutin auf und kann diese erweitern. Die in das Denkmodell eingeflossene Fachkompetenz umfasst medizinisches Grundlagenwissen sowie kognitives und sensomotorisches Fachwissen aus den Bereichen Therapie, Sport und Tanz. Im Rahmen der Methodenkompetenz wird die Therapie als Lern- und Lehrprozess betrachtet: Didaktische Vorgehensweisen und die Einbeziehung von Kommunikationsrichtlinien bestimmen die Dialoggestaltung.

Die Sozialkompetenz des Therapeuten/der Therapeutin zeigt sich im wertschätzenden Umgang mit Klienten/Klientinnen. Er/sie schafft eine Atmosphäre, die von Vertrauen getragen ist, damit sich die Klienten/Klientinnen wohlfühlen und experimentieren können. Das individuell abgestimmte Anforderungsniveau gibt den Klienten/Klientinnen die Chance, den Lernvorgang erfolgreich absolvieren zu können. Humor und Spaß sorgen für Abwechslung und Entspannung. Vergnügliche Geschichten und Situationen, die im Kontext mit der Situation stehen, können das Lernen erleichtern.

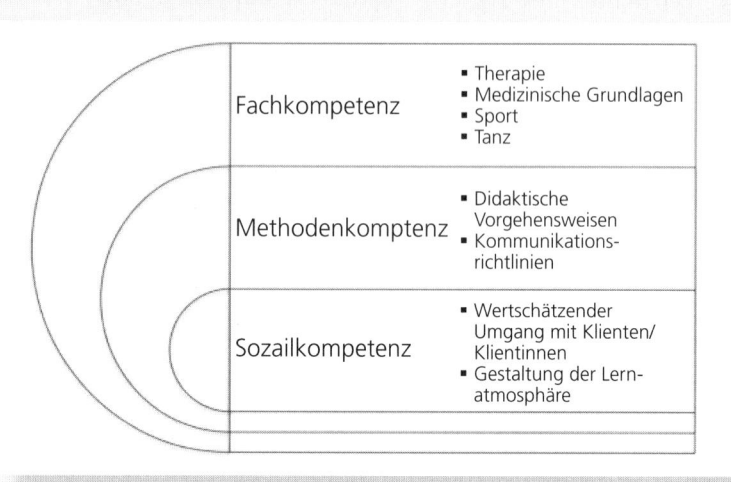

Fachkompetenz	• Therapie • Medizinische Grundlagen • Sport • Tanz
Methodenkomptenz	• Didaktische Vorgehensweisen • Kommunikations-richtlinien
Sozailkompetenz	• Wertschätzender Umgang mit Klienten/Klientinnen • Gestaltung der Lern-atmosphäre

Abbildung 4: Kompetenzen beim Bewussten Bewegungslernen

Zum Ausprobieren

Überlegen Sie, welche berufsspezifischen Modelle und/oder Konzepte Ihre therapeutische Arbeit beeinflussen oder bestimmen.

Teil 2: Grundlagen im Therapeutischen Kontext

4 Bewegen – Voraussetzung menschlichen Handelns

Zur Einstimmung

Wann haben Sie sich das letzte Mal NICHT bewegt?

4.1 Kurzgefasst

4.1.1 Bewegen in der Literatur ...

Die Fähigkeit, sich zu bewegen, wird in unterschiedlichen Bereichen des menschlichen Alltags gefordert. Um sich zu bewegen, bedient sich der Mensch der Sensomotorik. Die Sensomotorik hat ziel- und stützsensomotorische Leistungen zu vollbringen, die voneinander untrennbar sind. Zielsensomotorik dient dem zielgerichteten Bewegen, und Stützsensomotorik ermöglicht statische und dynamische Haltung sowie den Erhalt des Gleichgewichts (Laube 2004).

Für die Steuerung der Bewegungen sind sensorische, motorische und kognitive Vorgänge notwendig. Eine explizite Trennung dieser Vorgänge kann nicht vorgenommen werden (Mulder 2007). Die kognitiven Vorgänge können auf verschiedenen Ebenen stattfinden: der sensomotorischen Ebene, der perzeptiv-begrifflichen Ebene, der emotional-sozialen Ebene und der kognitiv-intellektuellen Ebene. Nur ein Zusammenspiel dieser unterschiedlichen Prozesse und Ebenen kann die Komplexität menschlichen Bewegens erklären (Schellhammer 2002).

4.1.2 ... und beim Bewussten Bewegungslernen

Beim Bewussten Bewegungslernen finden die kognitiven Vorgänge besondere Beachtung, um eine Bewegung zu antizipieren, auszuführen und zu evaluieren (siehe Kap. 8-12 „Lernschritte"). Relevante Informationen werden im Rahmen von sensorischen Vorgängen taktil, visuell und/oder verbal vermittelt und eingeholt. Kognitive und sensorische Vorgänge finden im Wechsel und in Kombination mit motorischen Vorgängen statt. Dadurch werden kognitive Informationen mit der Bewegungsausführung verbunden und anschließend weiter bearbeitet.

4.2 Wissens-Wertes aus der Literatur

4.2.1 Sensomotorik

Als Sensomotorik wird das Zusammenspiel von **sensorischen, motorischen und kognitiven Vorgängen**, mit dem Ziel Bewegung und Haltung zu steuern und zu kontrollieren, beschrieben. Das sensomotorische System kann nur in seiner Gesamtheit funktionieren (Schellhammer 2002). Zum besseren Verständnis seiner Funktionsmechanismen kann es in drei Teilbereiche (Sensorik, Motorik und kognitive Verarbeitung im Zentralnervensystem) gegliedert werden: Sensorik und Motorik liefern bzw. empfangen Informationen, die im Zentralnervensystem verarbeitet werden bzw. wurden.

Im **Zentralnervensystem** verfügt Sensomotorik über drei Strukturebenen: das Rückenmark, den Hirnstamm und das Großhirn. Während das Rückenmark zur Gänze und der Hirnstamm größtenteils unbewusste Reflexe und Automatismen steuern, ist das Großhirn die bewusst wahrnehmende Struktur. Dennoch, das Großhirn ist nur im Verbund mit Rückenmark und Hirnstamm funktionsfähig: Das Rückenmark dient einerseits der Weiterleitung von Informationen, andererseits werden hier unbewusste sensomotorische Prozesse gesteuert und kontrolliert (Reflexe und Rhythmusgeneratoren). Der Hirnstamm verknüpft und koordiniert die Stütz- und Zielsensomotorik (Laube 2004).

Das sensomotorische System in seiner Gesamtheit hat sehr komplexe, miteinander untrennbar verbundene Leistungen zu vollbringen. Wie oben erwähnt, werden folgende zwei Leistungen beim Bewegen gleichzeitig beansprucht (Laube 2004):

- **Zielsensomotorik** umfasst sensomotorische Leistungen, die dem Bewegen dienen
- **Stützsensomotorik** umfasst alle sensomotorischen Leistungen (statische oder dynamische), um Haltung, Stellung im Raum und Gleichgewicht zu gewährleisten (siehe Abbildung 5)

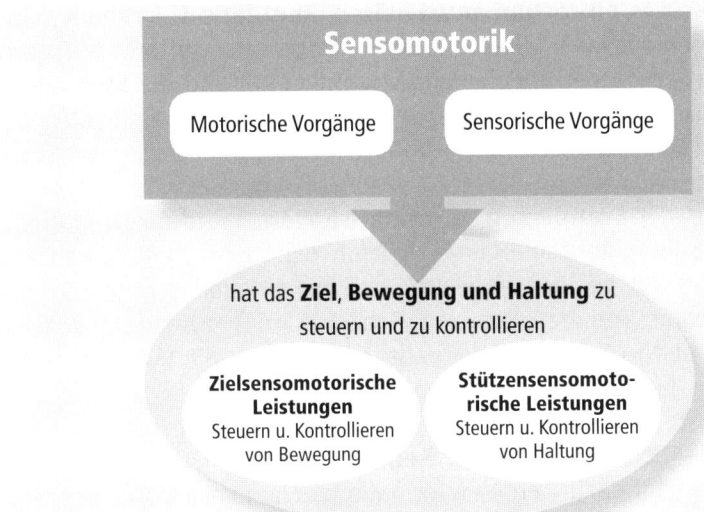

Abbildung 5: Vorgänge und Leistungen der Sensomotorik

Die Komplexität von Stütz- und Zielsensomotorik findet sich teilweise in parallel funktionierenden **Regelkreisen** wieder (Schellhammer 2002). Vereinfacht können diese Regelkreise folgendermaßen dargestellt werden: Reize werden von Sensoren aufgenommen, und die so gewonnenen Informationen werden über Nervenbahnen zum Zentralnervensystem weitergeleitet (Sensorik). Je nach Regelkreis verarbeiten unterschiedliche Strukturen des Zentralnervensystems diese Informationen. Die Informationen können gespeichert bzw. mit bereits vorhandenen Informationen aus anderen Sinnessystemen verglichen werden. Am Ende dieser Verarbeitung leiten Bahnen die Reizantwort in die Peripherie und es kommt zur Reaktion, das heißt zu Muskelaktivität (Motorik).

Sensoren in der Muskulatur schließen den Regelkreis und nehmen z.B. Längen- und Spannungsverhältnisse der Muskulatur auf. Bahnen leiten diese Information wieder zum Zentralnervensystem (= Sensorik). Dadurch kann die Bewegung durch das gesamte Bewegungsausmaß kontrolliert werden, bzw. Haltung kann sich an ändernde Bedingungen anpassen (Laube 2004; Schellhammer 2002). Im Detail können diese – parallel ablaufenden – Regelkreise folgendermaßen beschrieben werden (Schellhammer 2002):

- Regelkreis der **einfachen muskulären Regulation** – monosynaptische Eigenreflexe: ein Segment des Rückenmarks, sensorische Fasern (Ia Fasern), motorische Fasern (α-Motoneurone) und die Muskulatur sind in diesen Regelkreis eingebunden. Dieser Regelkreis dient unter anderem dem Schutz der Skelettmuskulatur vor Verletzung und Überdehnung.

- Regelkreis der **komplexen, automatisierten Regulation** – polysynaptische Fremdreflexe: Hautrezeptoren nehmen Informationen auf (z.B. Hand auf heißer Herdplatte), die in mehreren Segmenten des Rückenmarks und der sensiblen Großhirnrinde verarbeitet werden. Die Reizantwort erfolgt wieder in der Muskulatur (z.B. Wegziehen der Hand von der Herdplatte). Auch dieser Regelkreis dient unter anderem dem Schutz des Körpers.

- Regelkreis der **vestibulären Regulation** – Lageempfinden und Gleichgewicht: dazu werden Informationen vom Vestibularorgan, von den Augen und den Propriozeptoren in einem Teil des Kleinhirns und des Hirnstamms verarbeitet. Die Reizantwort erfolgt wieder in der Muskulatur.

- Regelkreis der **extrapyramidalen Motorik** – automatisierte Bewegungsabläufe: automatisierte Bewegungen werden von den Basalganglien, Bereichen des Kortex, dem Mittelhirn und dem Hirnstamm kontrolliert. Sensorische Systeme des gesamten Körpers sind dabei eingebunden.

- Regelkreis der **kortikalen Regulation** – Willkürmotorik: innerhalb dieses Regelkreises wird geplante, zielgerichtete Bewegung ausgeführt. Signale aus dem Kortex werden direkt über die Pyramidenbahn zur Muskulatur weitergeleitet. Dieser Regelkreis steht nicht über allen anderen, sondern hat zahlreiche Verbindungen zu diesen und kann nur in Zusammenarbeit seine Funktion ausführen.

Trotz der Komplexität dieser Regelkreise können sie nicht das gesamte Bewegungsverhalten des Menschen erklären. Andere **Einflussfaktoren**, wie z.B. Müdigkeit und emotionale Verfassung, sind bei dieser Beschreibung nicht repräsentiert (Schellhammer 2002). Diese Faktoren finden in einem Modell zu motorischem Verhalten von Mulder (2007) Beachtung, das im Unterkapitel „Kognitive Vorgänge im Rahmen der Sensomotorik" kurz beschrieben wird.

Für die Reizaufnahme in den oben beschriebenen Regelkreisen sind **Sensoren** der verschiedenen Sinnessysteme notwendig. Diese Sensoren nehmen externe (aus der Umwelt) und interne Reize (aus dem Körper) auf und übersetzen sie in eine körpereigene Sprache, sodass sie über die aufsteigenden Nervenbahnen des Rückenmarks ins Zentralnervensystem geleitet werden können. In den spinalen und supraspinalen Netzwerken werden die Reize verarbeitet, es kommt zur Verknüpfung mit Erfahrungen aus der Vergangenheit und in weiterer Folge entstehen Deutungen und Assoziationen. In Zusammenhang mit Bewegen sind vor allem nachstehende Sensoren relevant (Laube 2004):

- Mechanosensoren – reagieren auf Druck, Spannung, Dehnung, Vibration, Schallwellen. Sie befinden sich unter anderem in
  - der Haut (Oberflächensensibilität)
  - den Gelenkkapseln, den Bändern, den Faszien, den Sehnen, den Muskeln (Tiefensensibilität/Propriozeption)
- Nozisensoren – reagieren auf mechanische, thermische und chemische Reize. Sie befinden sich unter anderem in
  - der Haut
  - den Gelenkkapseln, den Bändern, den Faszien, den Sehnen, den Muskeln
- Photosensoren – reagieren auf Licht. Sie befinden sich unter anderem in
  - den Augen
- Gleichgewichtssensoren im Vestibularapparat – reagieren auf Drehbewegungen und Beschleunigung des Kopfes. Sie bilden den Lage- und Bewegungssinn (in Zusammenarbeit mit dem visuellen und propriozeptiven System)

Diese Sensoren sind Teile von verschiedenen Sinnessystemen. Folgende drei Systeme nehmen die für das Bewegen relevanten Informationen auf: Das **taktile System** liefert unter anderem Informationen über Berührung und Schmerz. Balance, Gleichgewicht und Position des Kopfes im Raum werden vom **vestibulären System** erfasst. Das dritte System, das **propriozeptive System**, leitet Informationen über das Verhältnis einzelner Körperabschnitte zueinander und über die Stellung und die Bewegung des Körpers im Raum weiter. Informationen an das Zentralnervensystem aus diesen drei Systemen sind notwendig, damit Bewegung (Zielsensomotorik) bzw. Haltung (Stützsensomotorik) programmiert und geplant werden kann. Informationen aus dem visuellen System können, müssen aber nicht, unterstützend für das Bewegen sein (Laube 2004).

Zielsensomotorik

Zielsensomotorik, die als eine der beiden Grundleistungen des sensomotorischen Systems gesehen wird, ermöglicht **Bewegungen** (Laube 2004). Bewegungen in einzelnen oder mehreren Gelenken entstehen durch verschiedene Muskelaktivitäten, das heißt, während eine Muskelgruppe sich kontrahiert (Agonisten), muss sich eine andere Muskelgruppe entspannen (Antagonisten). Für dieses Zusammenspiel braucht es eine komplexe Zusammenarbeit der motorischen, sensorischen und kognitiven Vorgänge (Fries et al. 1999; Schellhammer 2002).

Diese Zusammenarbeit verfolgt folgende Ziele (Laube 2004; Schellhammer 2002):

- Berücksichtigung des aktuellen Zustandes und der biomechanischen Eigenschaften der am Bewegen beteiligten Strukturen (Gelenke, Muskeln, Bänder, Knochen, Sehnen usw.)
- Planung der Bewegung (Festlegung des Bewegungsziels, Auswahl der dazu notwendigen Muskelaktivitäten und deren zeitliche und räumliche Abstimmung)
- Vorwegnahme (Antizipieren) des Bewegungsergebnisses als Basis der Bewegungskontrolle und potenziellen Bewegungskorrektur
- Kontrolle während des Bewegens und falls notwendig Korrektur der Bewegungen, vor allem in Hinblick auf das Erreichen des Bewegungsziels
- Erhaltung des Gleichgewichts (siehe Kap. 4.2.1 „Sensomotorik: Stützsensomotorik")
- Programmieren und Ausführen der gewünschten Bewegung in einem rückgekoppelten Prozess

Parameter, nach denen Bewegungen geplant und beurteilt werden können, sind unter anderem Bewegungsausmaß, Bewegungskinematik (Geschwindigkeit, Beschleunigung), Bewegungsrichtung, Koordination (Zielgenauigkeit, zeitliche und räumliche Abstimmung der Muskelaktivität zueinander) und Muskelkraft (Fries et al. 1999; Magill 2006). Diese Parameter müssen einzeln und in Abstimmung zueinander im Zentralnervensystem geplant werden (siehe Kap. 4.2.2 „Kognitive Vorgänge im Rahmen der Sensomotorik"). Außerdem kann anhand dieser Parameter Bewegen angeleitet bzw. beurteilt werden (siehe Kap. 8-12 „Lernschritte"). Durch das zielgerichtete Aneinanderreihen von einzelnen Bewegungen kommt es zu einer **motorischen Fertigkeit** bzw. zu einer **motorischen**

Handlung (Fries et al. 1999; Magill 2006). Der Unterschied zwischen einer motorischen Fertigkeit und einer motorischen Handlung liegt in der Zieldefinition: bei der motorischen Fertigkeit steht ein Bewegungsziel im Mittelpunkt (Magill 2006), bei der motorischen Handlung ein Handlungsziel (Fries et al. 1999). Diese Unterscheidung ist aber nicht immer eindeutig. Gemeinsam sind ihnen die Zielorientiertheit der aneinandergereihten Bewegungen und die notwendige Anpassung der einzelnen Bewegungen an die aktuelle Umgebung. Ist eine motorische Fertigkeit bzw. eine motorische Handlung automatisiert, das heißt, sie kann ohne bewusste Kontrolle ausgeführt werden, hat ein sensomotorischer Lernprozess stattgefunden.

Stützsensomotorik
Stützsensomotorik bildet das zweite Grundelement des sensomotorischen Systems und dient der **Aufrechterhaltung des Gleichgewichts** unter Miteinbeziehung der Stellung des Körpers im Raum und der Stellung der einzelnen Körperabschnitte zueinander (Laube 2004). Stützsensomotorik entsteht als Reaktion des Individuums auf Bewegen und auf Veränderungen in der Umwelt (Shumway-Cook und Woollacott 2006). Dafür ist ein posturales Kontrollsystem notwendig, das ähnlich wie die Zielsensomotorik ein komplexes Zusammenspiel von sensorischen, motorischen und kognitiven Vorgängen beinhaltet (Barth 2005a).

Ziel der Stützsensomotorik ist die Aufrechterhaltung des Gleichgewichts in Ruhe und während des Bewegens. Der Schwerpunkt des Körpers in Bezug zur Unterstützungsfläche, der Bezug der einzelnen Körperabschnitte zueinander und die Größe und Lage der Unterstützungsfläche können sich während des Bewegens ständig ändern. Daher muss die Stützsensomotorik diese Veränderungen kontinuierlich in die aktuelle Aufrechterhaltung des Gleichgewichts mit einbeziehen. Dazu braucht es verschiedene neuronale Programme: Adaptation (= Anpassungen an sich ändernde Bedingungen) und Antizipation (= Anpassung in Erwartung einer Aktivität und Veränderung) (Barth 2005a; Fries et al. 1999).

4.2.2 Kognitive Vorgänge im Rahmen der Sensomotorik
Die für das Bewegen notwendigen kognitiven Vorgänge (sowohl für Stütz- als auch für Zielsensomotorik) können in einzelne Phasen unterteilt werden: Am Beginn der Bewegung steht der Handlungsantrieb, der die nachfolgenden, parallel und sequenziell ablaufenden Prozesse startet: die Entschlussphase, die Programmierungsphase und die Bewegungsdurch-

führung. Während dieser kognitiven Vorgänge sind sensorische Rückmeldungen notwendig, um Bewegungen für die aktuelle Situation zu planen (Illert und Kuhtz-Buschbeck 2006). Einige Entscheidungen müssen im Rahmen dieses kognitiven Vorganges schon vor dem Bewegen getroffen werden: z.B. fällt bereits beim Griff zu einem vollen Wasserglas der Entschluss, wie viel Kraft aufzuwenden ist, bevor das Glas ergriffen wird (Fries et al. 1999). Dieser kognitive Vorgang findet nicht nur in den primären sensorischen und motorischen Hirnarealen statt, sondern bindet das gesamte Zentralnervensystem mit ein (Lurija 1996).

Die einzelnen Phasen haben unterschiedliche Aufgaben zu erfüllen. Sie laufen je nach aktuellem Stand der Bewegungsausführung sequenziell und/oder parallel ab:

- **Entschlussphase**
  In dieser Phase wird entschieden, eine Bewegung durchführen zu wollen, und in weiterer Folge wird dafür eine Strategie gewählt (Illert und Kuhtz-Buschbeck 2006). Da Bewegung immer zielgerichtet ist, ist die Identifizierung des Bewegungsziels notwendig, damit ein Entschluss gefasst werden kann. Problemlösendes Denken und Informationen zur aktuellen Körpersituation sind erforderlich, um eine Bewegungsstrategie zu wählen. In dieser Phase wird auch auf Bewegungserfahrung zurückgegriffen (Schellhammer 2002).

- **Programmierungsphase**
  Die Erstellung eines Bewegungsplanes findet in dieser Phase statt. Der Bewegungsplan muss hinsichtlich der zeitlichen und räumlichen Abstimmung einzelner Muskelaktivitäten festgelegt werden und sowohl Leistungen der Zielsensomotorik als auch Leistungen der Stützsensomotorik betreffen. Bei komplexen Bewegungen kann auf schon bekannte Bewegungsprogramme zurückgegriffen werden (Schellhammer 2002). Vor Bewegungsbeginn müssen die afferenten Informationen, die ein erfolgreiches Bewegen anzeigen, vorausberechnet werden, damit ein adäquates Bewegungsprogramm gewählt wird (Fries et al. 1999; Laube 2004). Der sensomotorische Kortex, das Kleinhirn und die Basalganglien sind während dieser Phase aktiv (Illert und Kuhtz-Buschbeck 2006).

- **Bewegungsdurchführung**
  Für die Bewegungsdurchführung wird über die absteigenden Bahnen des Zentralnervensystems das Bewegungsprogramm zur Muskulatur geleitet. Dabei ist die zeitliche und räumliche Abstimmung der Impulse von Bedeutung (Laube 2004). Subkortikale Bewegungsprozesse (Reflexe und Gleichgewichtsreaktionen) fließen in dieser Phase über die Mechanismen der sensomotorischen Regelkreise in das Bewegen mit ein. Der geplante Bewegungsentwurf wird als Startprogramm für das Bewegen verwendet. Im Laufe des Bewegens zeigt sich, wie realistisch der Plan war, sensorische Bahnen melden den aktuellen Stand der Bewegungsdurchführung an das Zentralnervensystem zurück. Diese sensorischen Informationen bilden die Basis, falls Korrekturen im Bewegungsplan und in der Bewegungsdurchführung notwendig sind (Schellhammer 2002).

Die drei beschriebenen Phasen finden nicht nur auf der bisher betonten sensomotorischen Ebene statt, sondern beziehen noch andere Ebenen in den kognitiven Vorgang mit ein. Im Modell des motorischen Verhaltens von Mulder (2007) werden andere Ebenen des kognitiven Vorganges als sogenannte Gewichte formuliert, die das motorische Verhalten beeinflussen. Im Detail werden dabei Bedürfnisse, Wissen und Gedächtnis, Aufmerksamkeit, Motivation und Emotionen genannt (siehe Kap. 6 „Therapeutischer Prozess"). Nach Schellhammer (2002) werden diese Gewichte in sogenannte Ebenen eingeteilt: die sensomotorische Ebene, die perzeptiv-begriffliche Ebene, die emotional-soziale Ebene und die kognitiv-intellektuelle Ebene.

Sensomotorische Ebene
Auf der sensomotorischen Ebene werden unter anderem:

- die Position des Körpers im Raum
- die Stellung der Körperabschnitte zueinander
- das Verhältnis der Gewichte der einzelnen Körperabschnitte zueinander
- der Einfluss der Schwerkraft auf den Körper

und vieles mehr wahrgenommen. Diese sensomotorischen Informationen werden kognitiv verarbeitet und beeinflussen das Bewegen (Schellhammer 2002).

43

Perzeptiv-begriffliche Ebene

Auf der perzeptiv-begrifflichen Ebene des kognitiven Vorganges werden Bewegungserfahrungen berücksichtigt und in den kognitiven Vorgang zur Einschätzung des momentanen Könnens einbezogen (Schellhammer 2002).

Emotional-soziale Ebene

Innerhalb der emotional-sozialen Ebene wird der Nutzen der Bewegung für das Individuum eingeschätzt, wobei subjektive Wertvorstellungen einbezogen werden (Schellhammer 2002). Zusammenhänge zwischen Haltung und Bewegung einerseits und emotionaler Verfassung andererseits werden vielschichtig in der Literatur beschrieben (Feldenkrais 1996; Molcho 1998; MacDonald und Ness 2006; Bainbridge Cohen 1997; Heel 2006a; Peters und Sieben 2008).

Gefühle sind integraler Bestandteil des Denkens, sie verändern bisher genutzte Denkstrukturen und ermöglichen so Kreativität (Kast 2009). Gefühle und Emotionen begleiten und bewerten Ereignisse innerhalb und außerhalb des Körpers. Gefühle wie Freude oder Angst, Vertrautheit oder Verwirrung, Wohlbefinden oder Missbehagen bestimmen die motorischen Antworten (Hüther 2009; Taylor 2008). Als gefährlich eingestufte Situationen führen eher zu kraftvollem, angespanntem oder schnellem Bewegen. Angenehme Gefühle führen zu einer Verminderung der Muskelspannung und erlauben differenzierte, leichte Bewegungen (Huth und Knobel 2008).

Kognitiv-intellektuelle Ebene

Diese Ebene verbindet die oben genannten Ebenen mit dem Wissen um motorische Strategien. Dadurch findet auf dieser Ebene problemlösendes Denken mit dem Ziel, sich zu bewegen, statt (Schellhammer 2002).

4.3 Merk-Würdiges beim Bewussten Bewegungslernen

Das dialogorientierte Vorgehen beim Bewussten Bewegungslernen betont die **kognitiven Vorgänge** beim zielgerichteten Bewegen. Sowohl ziel- als auch stützsensomotorische Leistungen werden dabei als dynamische Prozesse betrachtet: einerseits, um Bewegungsziele zu erreichen, und andererseits, um das Gleichgewicht durch kontinuierliches Anpassen aufrechterhalten zu können.

Zielgerichtetes Bewegen bedeutet, dass die Position des Körpers/ eines Körperteils in eine vorher bestimmte Richtung verändert wird. Die zeitliche Koordination wird beim Bewegen mit einbezogen. Notwendige Anpassungen wie Richtungswechsel, Veränderungen der Geschwindigkeit oder der kraftvollen Dynamik werden durch die Interaktion mit der Umwelt (z.B. Schwerkraft, Widerstand der Unterlage, Reibungswiderstand von Oberflächen etc.) bestimmt.

Sensomotorische Regelkreise werden bewusst in die Entstehung von Bewegung eingebunden: Durch gezielte Intervention werden Klienten/ Klientinnen angeleitet, nach verschiedenen **Informationen aus dem sensorischen System** zu suchen. Dabei können, angepasst an die individuelle Situation, entweder einzelne Sensoren im Vordergrund stehen oder es kann bewusst die Summe der Informationen aus mehreren Sensoren gefördert werden. Die Verarbeitung dieser sensorischen Informationen findet bewusst statt. Eine bewusst erarbeitete Bewegungsstrategie wird vom motorischen System, unter Kontrolle des sensorischen Systems ausgeführt. Die Bewegungsausführung verursacht neue sensorische Reize, die vom Zentralnervensystem bewusst aufgenommen und verarbeitet werden. Dadurch ist der sensomotorische Regelkreis geschlossen.

Im Rahmen der hier vorgestellten Lernschritte werden einzelne Phasen des kognitiven Vorganges in ein Bewusstes Bewegungslernen integriert. Neben der sensomotorischen Ebene werden auch die perzeptiv-begriffliche, die emotional-soziale und die kognitiv-intellektuelle Ebene berücksichtigt. Emotionale Aspekte des Bewegens können im Lernprozess Beachtung finden.

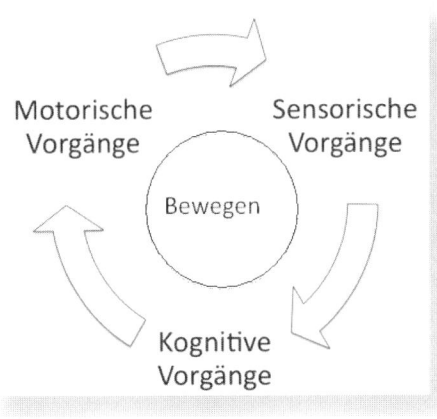

Abbildung 6: Bewegen beim Bewussten Bewegungslernen

4.4 Therapie-Gestaltung

4.4.1 Zielsensomotorische Leistungen
Strukturen, die am Bewegen beteiligt sind
Der Therapeut/die Therapeutin erfragt oder erfühlt mit den Händen Informationen zu den Strukturen, die an der Bewegung beteiligt sind (siehe Kap. 8 „Lernschritt Wahrnehmen").

Beispiel
- *Der Therapeut/die Therapeutin berührt den Unterarm des Klienten/ der Klientin und bemerkt, dass sich die Strukturen der Flexoren des Handgelenks und der Finger hart und unelastisch anfühlen.*
  Th: Wie fühlt sich Ihr Unterarm an?
  K: Ich habe keine Schmerzen. Er fühlt sich an wie immer.
  Th: Bitte lenken Sie Ihre Aufmerksamkeit zu der Stelle, die ich soeben berührt habe. Wie erleben Sie die Muskulatur dort? Fühlt sie sich eher hart an? Oder weich und geschmeidig?
  K: Dort ist es hart. So als wären die Muskeln festgezurrt.

Planen und Antizipieren
Um Bewegungen durchzuführen, müssen sie vorher geplant werden. Das Planen des Bewegungsziels und die zeitliche und räumliche Abstimmung der Muskelaktivitäten sind dabei wesentlich. Der Therapeut/die Therapeutin unterstützt den Klienten/die Klientin, die einzelnen Schritte dieses Planungsprozesses durchzuführen. Im Vorfeld kann auch das zu erwartende Bewegungsgefühl vorweggenommen werden, um während des Bewegens auch darauf zu achten (siehe Kap. 10 „Lernschritt Planen" und Kap. 11 „Lernschritt AnSteuern").

Beispiele
- *Th: Sie möchten nun mit Ihrem rechten Bein einen Schritt machen. Wie weit planen Sie, das rechte Bein nach vorne zu stellen?*
  K: Bis es auf gleicher Höhe ist wie das linke.
- *Th: Wenn Sie jemandem die Hand geben möchten: Wann planen Sie, Ihre Hand zu schließen? Was ist das Signal, damit Sie wissen „jetzt schließe ich meine Finger"?*
- *K: Zuerst muss ich die Hand öffnen, sonst kann ich ja nicht in die Hand meines Gegenübers hineinschlüpfen sozusagen ... wenn ich*

*dann spüre, dass die andere Hand in meiner liegt, kann ich meine
Finger schließen.*

- *Th: Wenn für Sie alles richtig wäre, wie müsste sich die Bewegung
anfühlen? Woran würden Sie dieses Gefühl erkennen? ... Welches
Gefühl vermittelt Ihnen, dass Sie bewegen?*
- *Th: Woran erkennen Sie, dass eine Bewegung stattfindet, ohne mit
den Augen zu kontrollieren?*
- *Der Klient/die Klientin soll das Augenmerk auf das Gefühl richten,
das während der Lageveränderung des Armes entsteht.*
  *Th: Bitte bewegen Sie den nicht betroffenen Arm durch die Luft und
spüren Sie, wie sich das anfühlt, wenn Sie seine Lage verändern.*
  Der Klient/die Klientin probiert aus.
  *Th: Wenn Sie nun den betroffenen Arm durch die Luft schweben
ließen, wie wäre das Gefühl auf dieser Seite? ... Welche Richtung
würden Sie den Fingerspitzen geben? ... Wohin sollte die Bewegung
gehen und wie schnell sollte die Bewegung sein?*

Kontrolle während des Bewegens
Damit der Bewegungsplan auch als solcher durchgeführt wird, bedarf es
während des tatsächlichen Bewegens der Aufmerksamkeit und Kontrolle
der bewegten und angrenzenden Körperbereiche (siehe Kap. 10 „Lernschritt Planen", Kap. 11 „Lernschritt AnSteuern" und Kap. 12 „Lernschritt Feedback").

Beispiel
- *Der Klient/die Klientin möchte die Hand im Handgelenk in Dorsal-
extension bewegen. Der Therapeut/die Therapeutin erspürt eine
Tonuserhöhung der Finger.*
  *Th: Ich habe gerade gespürt, dass Ihre Finger beginnen, sich
einzurollen, ab einem gewissen Zeitpunkt, wo sie die Hand heben.
Konnten Sie das auch wahrnehmen?*
  K: Nein.
  *Th: Wiederholen Sie die Bewegung und lenken Sie Ihre
Aufmerksamkeit auf Ihre Finger. Sobald Sie dieses Einrollen spüren,
stoppen Sie die Bewegung.*
  *Der Klient/die Klientin bewegt wieder und stoppt beim Einsetzen der
Tonuserhöhung.*
  Th: Ja, das war jetzt genau der Zeitpunkt, den ich auch erspürt hatte.

Evaluation

Während und nach dem Bewegen werden die Vorgänge evaluiert. Dazu können verschiedene Feedbackschlaufen herangezogen werden. Je nach Therapiesituation und Schwerpunkt werden diese vom Therapeuten/von der Therapeutin angeleitet (siehe Kap. 12 „Lernschritt Feedback").

4.4.2 Stützsensomotorische Leistungen

Der Therapeut/die Therapeutin vermittelt dem Klienten/der Klientin, dass beim Bewegen die Aufmerksamkeit auch auf das Aufrechterhalten des Gleichgewichts gelenkt werden soll. Das bedeutet, dass sich der Klient/die Klientin auf mehrere Körperabschnitte gleichzeitig konzentrieren muss: während ein Körperabschnitt stabilisiert (Stützsensomotorik) werden muss, wird ein anderer Körperabschnitt bewegt (Zielsensomotorik).

Beispiel
- *Th: So wie Sie jetzt den Arm gehoben haben, hat sich Ihr Oberkörper in diese Richtung mitbewegt. Ich gebe Ihnen nun einen Kontakt am Oberkörper. Schicken Sie einen Teil Ihrer Aufmerksamkeit dorthin, damit Sie, während Sie den Arm heben, gleichzeitig dort den Kontakt zu meiner Hand spüren. Wie möchten Sie Ihre Aufmerksamkeit aufteilen?*
  K: Ich denke so ein Drittel zum Oberkörper und zwei Drittel zum Arm hochheben.

4.4.3 Ebenen des kognitiven Vorganges

Die dialogorientierte Anleitung der kognitiven Vorgänge kann auf verschiedenen Ebenen stattfinden. Individuell angepasst können alle Ebenen angesprochen oder eine Ebene bewusst ausgewählt werden.

Sensomotorische Ebene

Werden sensorische und motorische Vorgänge bei der Bewegungsanleitung betont, befindet man sich auf dieser Ebene. Dabei können verschiedene Schwerpunkte gesetzt werden: die Wahrnehmung der Position des Körpers im Raum bzw. der Körperabschnitte zueinander, die Wahrnehmung des Einflusses der Schwerkraft auf den Körper, das bewusste Einbeziehen der Informationen aus verschiedenen Sinnessystemen, ...

Beispiel
- *Th: Stehen Sie auf. Wenn Sie ganz aufgerichtet in der stehenden Position sind, beachten Sie, was und wie Sie den Raum in Bezug zum eigenen Körper mit Ihren Augen wahrnehmen.*

Perzeptiv-begriffliche Ebene

Findet Bewegungsanleitung auf der Basis von Einschätzungen des Könnens aufgrund der Bewegungserfahrung statt, vollzieht sich der kognitive Vorgang der Sensomotorik auf der perzeptiv-begrifflichen Ebene. Vor allem Beispiele im Kap. 9 „Lernschritt Erkennen" bedienen sich dieser Ebene.

Beispiel
- *Th: Erinnern Sie sich an die letzte Therapiestunde. Sie haben den Arm gehoben, bis er in Ihrer Augenhöhe war. Wiederholen Sie jetzt diese Bewegung.*

Emotional-soziale Ebene

Bei der Bewegungsanleitung kann auf emotionale Verfassungen bzw. emotional besetzte Bewegungserinnerungen zurückgegriffen werden, wobei der Klient/die Klientin wertschätzend und einfühlsam vom Therapeuten/von der Therapeutin begleitet wird. Die Aufmerksamkeit wird hierbei nicht auf das Bewegen, sondern auf das Erkennen der Gefühle und Emotionen, die die Bewegung begleiten, gerichtet.

Beispiele
- *Th: Wenn Ihnen irgendetwas besonders gut gelungen ist, welche Körperhaltung nehmen Sie dann ein? Wie erleben Sie dabei Ihren Rücken?*
- *Th: Wie muss sich die Bewegung anfühlen, damit Sie sie als angenehm empfinden?*

Kognitiv-intellektuelle Ebene

Wird bei der Bewegungsanleitung besonders das problemlösende Denken gefordert, dann findet diese Situation auf der kognitiv-intellektuellen Ebene statt.

Beispiel

- *Th: Sie haben gerade versucht, das rechte Bein nach vorne zu stellen. Wie haben Sie das gemacht?*
  K: So wie ich gestanden bin, wollte ich das Bein nach vorne rutschen. Es war aber zu schwer.
  Th: Sie nehmen also an, dass der Grund, warum es nicht funktioniert hat, die Schwere des Beines war?
  K: Mmmmh, Ja.
  Th: Wie könnten Sie es leichter machen?
  K: ... indem ich das GANZE Gewicht auf das andere Bein und den Stock verlagere und dann nochmals versuche, das Bein nach vorne zu stellen.

Zum Ausprobieren

Denken Sie an Ihre bewährten therapeutischen Vorgehensweisen. Welche Ebenen der kognitiven Vorgänge haben Sie bisher bevorzugt angesprochen?

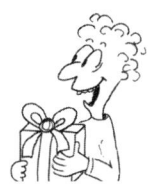

5 Lernen – Lust auf Neues

Zur Einstimmung

Wie lernen Sie besonders gern?

5.1 Kurzgefasst

5.1.1 Lernen in der Literatur …

Lernen wird als Aneignung von Wissen und/oder Können definiert (Horst 2005). Um zu lernen, benötigt man die Fähigkeit, in das Gehirn eintreffende Informationen zu verarbeiten, zu speichern und zu reproduzieren (Zetkin und Schaldach 1999). Beim sensomotorischen Lernen werden motorische Fertigkeiten gewonnen, die zu einem späteren Zeitpunkt wieder abgerufen werden können (Spaulding 2005).

Sensomotorisches Lernen ist ein komplexer Prozess aus Wahrnehmung, Erkennen, Verarbeitung und Aktion (Shumway-Cook und Woollacott 2006). Der Lernprozess ist ein interner, nicht beobachtbarer Prozess. Erst durch die Beobachtung von motorischen Fertigkeiten können Rückschlüsse auf diesen Prozess gezogen werden (Magill 2006).

5.1.2 … und beim Bewussten Bewegungslernen

Bewegungslernen wird als aktiver und bewusster Prozess gesehen, der im Zentralnervensystem stattfindet und der Informationen aus der Peripherie einbindet. Ein optimales Zusammenwirken von Wahrnehmen, Erkennen und Verarbeiten führt zu einer erfolgreichen Bewegungsausführung. Bei Veränderungen am Bewegungsapparat und/oder am Zentralnervensystem kann es zu Veränderungen der Aufnahme, der Verarbeitung, der Speicherung und des Reproduzierens von Informationen kommen, die das (Wieder-) Erlernen von Bewegungen beeinträchtigen. Der sensomotorische Lernprozess wird durch Bewegen und Verbalisieren der kognitiven Vorgänge sichtbar und transparent gemacht.

Um den Lernprozess erfolgreich zu gestalten, wird der individuelle Lernstil des Klienten/der Klientin berücksichtigt und es werden unterschiedliche Lernstrategien vermittelt. So kann die Motivation individuell gefördert werden.

Der Klient/die Klientin braucht Unterstützung, um die Informationen aus der Peripherie aufzunehmen, sie zu bearbeiten, mit Vertrautem zu verknüpfen und in das Planen nachfolgender Bewegungen einzubinden. Ein optimales Zusammenwirken von Wahrnehmen, Erkennen, Verarbeiten und Speichern führt zu einer erfolgreichen Bewegungsausführung. Bewegen ist einerseits ein Teil des Lernprozesses, andererseits wird dadurch der sensomotorische Lernprozess sichtbar und beobachtbar gemacht.

5.2 Wissens-Wertes aus der Literatur

5.2.1 Wissen und Können

Der Begriff „**Wissen**" wird im Sinne von „Kenntnisse von etwas haben" verwendet. Wissen kann sich auf wiederholte Erfahrungen, die aus der Perzeption des eigenen Körpers und/oder aus der Umwelt gewonnen wurden, stützen. Wissen umfasst auch Einsichten aus bewussten Denkprozessen (= Lernen) (Webster 1993). Dieses Wissen kann sprachliche oder nicht sprachliche Inhalte umfassen. Zu nicht sprachlichen Inhalten zählen unter anderem Bilder, Gerüche, Musik, Berührungs- und Bewegungsempfindungen und Emotionen (Goldenberg 2007).

„**Können**" bezeichnet die Fähigkeit, körperliche und geistige Aufgaben zu lösen und sein Wissen flüssig und koordiniert in die Ausführung von Bewegungen und Handlungen umzusetzen. „Können" findet mit oder ohne bewusstes Verstehen statt (Webster 1993).

Beim **Erlernen von Bewegungen** ist sowohl Wissen als auch Können notwendig. Das erlernte Wissen soll unmittelbar in das Bewegen integriert werden (Magill 2006). Um das erlernte Können zu festigen, bedarf es häufiger **Wiederholungen**. Diese Wiederholungen sollen in variablen Aufgabenstellungen, unterschiedlichen Umgebungsbedingungen und in einen Alltagskontext eingebunden durchgeführt werden. Das bedeutet ein aktives Bewegen durch den Klienten/die Klientin, wenn möglich ohne Eingreifen von außen (Magill 2006; Fries et al. 1999; Chapparo und Ranka 2009).

5.2.2 Prozesse im Zentralnervensystem
Informationsaufnahme und -verarbeitung

Im Gehirn trifft eine Flut von Reizen ein. Eine gleichzeitige Bearbeitung all dieser Reize würde die Kapazität des Gehirns im Übermaß binden und es dadurch überfordern (Heel 2006b). Daher werden die eintreffenden Reize mit einem **Filtersystem** bewertet, das z.B. den persönlichen Erfahrungen, Erwartungen oder Interessen entspricht. In Folge wird nur ein kleiner, für die Person relevanter Teil der aufgenommenen Informationen bearbeitet, indem die Aufmerksamkeit hingeleitet und innere Bilder bewusst wahrgenommen werden (Hüther 2008; Birkenbihl 2007b; Kolb und Miltner 2007). Dieser Prozess wird auch durch das Ziel, das mit der Informationsaufnahme erreicht werden soll, gelenkt (Mulder 2007). Treffen unvollständige oder fehlerhafte Informationen im Gehirn ein, hat es die Fähigkeit, diese mithilfe von bisherigen Erfahrungen zu ergänzen bzw. zu korrigieren (Larsen 2007).

Beim **sensomotorischen Lernen** gelangen Informationen vom Bewegungssystem selbst oder aus der Umwelt über periphere Nervenbahnen in das Zentralnervensystem, wo sie verarbeitet werden. Die Informationen können parallel oder seriell verarbeitet werden (Spaulding 2005).

Speichern von Lerninhalten

Die **Art der Informationsaufnahme** bestimmt das Ausmaß des Speicherns von Informationen. Nur Inhalte, die der Lernende für sich passend erarbeitet hat, werden gespeichert und können zu einem späteren Zeitpunkt rekonstruiert werden (Birkenbihl 2007b). Beim Speichern werden Verbindungen zu bereits bekannten Inhalten und früheren Ereignissen hergestellt. Die Lerninhalte werden zeitlich eingeordnet und mit der Lernsituation verknüpft (Goldenberg 2007).

Häufige **Wiederholungen** des Gelernten in ausreichender Variation unterstützen das Speichern von soeben gelernten Inhalten (Magill 2006). Durch die wiederholten Bewegungen erhält das Zentralnervensystem viele Informationen über die Bewegung. Es kommt zu Veränderungen der neuronalen Verschaltungen, der Repräsentanz dieser Bewegung und der im Zentralnervensystem beteiligten Strukturen. Dieser Mechanismus funktioniert auch in die umgekehrte Richtung: Wird eine Bewegung nicht mehr verwendet, sinkt die Repräsentanz dieser Bewegung im Zentralnervensystem (Hummelsheim 1998; Henningsen und Ende-Henningsen 1999; Taylor 2008).

Reproduzieren von Lerninhalten

Der Abruf von Lerninhalten ist ein **aktiver Prozess** (Lurija 1996). Gedächtnisinhalte können frei abgerufen oder durch Vergleichen mit aktuellen Informationen wiedererkannt werden (Goldenberg 2007). Kann Gelerntes nicht reproduziert werden, können verschiedene Mechanismen dafür verantwortlich sein: Bei der Überlagerung kommt es zu einer Auslöschung von Reizen, neue Informationen können alte überlagern oder alte Informationen können die Neuaufnahme behindern. Bei der Verdrängung werden Inhalte aufgrund starker/traumatischer Emotionen nicht erinnert. Abrufprobleme verhindern das effiziente Zugreifen auf Informationen (Kolb und Miltner 2007). Falls das Reproduzieren nicht zielführend ist, können Abrufhilfen z.B. in Form von Fragen zur Unterstützung angeboten werden (Chapparo und Ranka 2009).

5.2.3 Lerntheorien für Bewegungslernen

Für das Erlernen von Bewegung gibt es unterschiedliche Lerntheorien, die jeweils einen anderen Schwerpunkt setzen. Eine der ältesten Bewegungslerntheorien, die „**Adam's Closed Loop Theorie**", misst dem sensorischen (und hier besonders dem propriozeptiven) Feedback einen hohen Stellenwert bei. Laut dieser Theorie ist das sensorische Feedback während und nach dem Bewegen für den Lerneffekt hauptverantwortlich. Je häufiger dieselben Informationen durch die Durchführung der gleichen Bewegung ans Zentralnervensystem kommen, umso besser werden diese Informationen und damit diese Bewegung gespeichert (Schmidt und Lee 2005). Dies würde heißen, dass eine Bewegung möglichst gleich wiederholt werden muss, um gelernt zu werden. Wissenschaftliche Erkenntnisse widersprechen einer derartigen Auslegung dieser Theorie: Ein Training, in dem die zu erlernende Bewegung immer wieder leicht variiert wird, ist erfolgreicher als sogenanntes geblocktes Training, in dem die gleiche Bewegung unter denselben Bedingungen immer wieder wiederholt wird (Lee et al. 1991). Dennoch findet sich das Element des sensorischen Feedbacks als wichtiger Bestandteil des Bewegungslernprozesses in anderen Theorien wieder.

Informationen, wie z.B. das Wahrnehmen und Erkennen von Umweltfaktoren, beeinflussen laut Newell's „**Ecological Theory of Motor Learning**" (1991) das Bewegen. Die Kognition ist in weiterer Folge für das Wählen einer passenden Bewegungsstrategie verantwortlich: z.B. muss man erkennen, dass die Höhe eines Sessels eine Auswirkung auf die Bewegung „Aufstehen" hat. In weiterer Folge muss die aktuelle Sitzhöhe wahrgenommen (z.B. durch propriozeptives Feedback aus den Gelenken) und eine darauf abgestimmte Bewegungsstrategie gewählt werden.

Die bisher erläuterten Theorien beziehen den zeitlichen Aspekt während des Bewegungslernprozesses nicht mit ein. Das „**Drei Phasen Modell von Fitts und Posner**" (Magill 2006) analysiert das Bewegungslernen in Bezug auf den zeitlichen Ablauf. Die erste Phase wird als kognitive Phase bezeichnet. Zuerst muss die Aufgabe verstanden und eine zielführende Strategie erarbeitet werden. Für ein erfolgreiches Bewegen spielen die Art und Weise der Instruktionen und vielfältiges Feedback der körpereigenen Systeme und der Umwelt eine wichtige Rolle. In der darauf folgenden assoziativen Phase kommt es zur Verfeinerung der Bewegung. Dafür sind häufige Wiederholungen unter immer wieder wechselnden Bedingungen bedeutsam. Wird die dritte Phase, die automatisierte Phase, erreicht, kann die erlernte Bewegung ohne zusätzliche Aufmerksamkeit durchgeführt werden. Das Erreichen dieser Phase dauert oft Jahre (Horst 2005; Schmidt und Lee 2005; Fries et al. 1999).

5.2.4 Vorgehensweisen in der Therapie

Bewegungslerntheorien bilden die theoretische Grundlage für therapeutische Maßnahmen zum Bewegungslernen. Verschiedene Therapiekonzepte und -ansätze setzen sich mit dem (Wieder-) Erlernen von Bewegung unter pathologischen Voraussetzungen auseinander. Menschen mit neurologischen Erkrankungen oder Personen, deren Bewegungsapparat lang andauernde Fehlbelastungen ausgleichen musste, haben eine besondere Ausgangssituation: Sie müssen motorische Fertigkeiten unter pathologischen Bedingungen entweder neu lernen oder wieder erwerben (Perfetti 2008).

Lerninhalte ausgewählter Therapiekonzepte

Die Gestaltung der **Kognitiv-Therapeutischen Übungen** (Perfetti 2006) erfolgt in drei Phasen: In der Erkennungsphase wird ein Verständnis für die Aufgabe entwickelt, in der Phase des Verknüpfens werden verschiedene Komponenten der Leistung verbunden und in der dritten Phase wird das Erlernte gefestigt. In diesen drei Phasen kann eine Parallele zu dem Phasenmodell von Fitts und Posner (Magill 2006) gezogen werden. Die Kognitiv-Therapeutischen Übungen bedienen sich unter anderem der „Motorischen Imagination". Im Rahmen der „Motorischen Imagination" werden Bewegungen und Bewegungsabläufe gedanklich verbildlicht und in weiterer Folge beschrieben. Während dieses Vorganges kommt es noch zu keiner Bewegung (siehe Kap. 10 „Lernschritt Planen"). Neben diesem kognitiven Zugang zu Bewegungslernen findet man bei Perfetti (2006) auch den taktilen Zugang: Er hat Übungen entwickelt, bei denen der Therapeut/die Therapeutin das Bewegen in unterschiedlichem Ausmaß führt. Der Klient/die Klientin soll so Informationen aufnehmen und sich in weiterer Folge selbstständig bewegen können. Je nach Übungsgrad werden die Bewegungen mit viel, wenig oder keiner Unterstützung durchgeführt (Perfetti 2006).

Bei der **Spiraldynamik®** setzt sich der Bewegungslernprozess aus mehreren Komponenten zusammen: Der räumlich-zeitliche geordnete Ablauf des Wahrnehmens liefert die Voraussetzungen für Bewegungslernen. Die Lerninhalte werden verbal und/oder taktil vermittelt und auf das Wesentliche beschränkt. Lernen erfolgt durch Imitation und kreatives Experimentieren. „Kreativität" bezeichnet in diesem Zusammenhang das Erschaffen einer eigenen Erfahrungsrealität (Larsen 2007). Sinnvolles Üben und kreatives Experimentieren führen zu neuen Verknüpfungen im Zentralnervensystem (Heel 2006b).

Für die Entstehung von (neuer) Bewegung bezieht das Konzept der „**Propriozeptiven Neuromuskulären Fazilitation**" (PNF) Eigenmotivation, Sinneswahrnehmung und kognitive Vorgänge in das Bewegungslernen mit ein. Die Eigenmotivation wird z.B. durch individuell angepasste verbale Anleitungen gefördert. Durch das häufige Wiederholen einer Bewegung, in unterschiedlichen Zusammenhängen und Ausgangssituationen, wird das Erlernen einer Bewegung unterstützt. Verschiedene Kanäle der Sinneswahrnehmung werden durch das Setzen von taktilen, verbalen, visuellen und propriozeptiven Reizen angesprochen (Hedin 2002; Horst 2005; Kabat und Knott 1953).

5.2.5 Vorgehensweisen in Tanz und Sport

Tanz und Sport haben Trainingsmethoden für das Bewegen und das Erlernen von Bewegungen für gesunde Personen entwickelt.

Im Rahmen des **mentalen Trainings** im Sport wird das Vorstellen von Bewegungen in den Mittelpunkt gestellt, um die persönliche Leistung zu steigern und zu optimieren (Eberspächer 2007). Prinzipien aus dem mentalen Training wurden im Rahmen des mentalen Gehtrainings für Klienten/Klientinnen adaptiert (Mayer et al. 2003).

Auch der **Tanzpädagoge Franklin** (2008) arbeitet unter anderem mit der Vorstellung von Bewegen. Dafür hat er eine Reihe von Bildern entwickelt, um Bewegungsabläufe dynamisch zu imaginieren. Er betont, dass für das Entwickeln eigener Bilder ausreichend Zeit zur Verfügung stehen muss. Werden Bewegungsabläufe taktil vermittelt, kann es auch auf diesem Weg zu einer Übertragung der Bewegungsvorstellung kommen. Daher sind nicht nur vonseiten der Lernenden, sondern auch vonseiten der Lehrenden Konzentration und Vorstellungskraft nötig, um ein gewünschtes Bewegungsergebnis zu erzielen (Franklin 2007).

5.2.6 Gestaltung des Lernprozesses
Individueller Lernstil
Jede Person entwickelt ihr **individuelles Lernverhalten**. Visuelle, auditive oder propriozeptive Reize können individuell bevorzugt werden, wodurch die Informationsaufnahme und das Lernen beeinflusst werden. Ob diese Reize unimodal oder multimodal favorisiert werden, hängt ebenfalls vom jeweiligen Lernstil ab (Simon 2007; Lehner 2006).

Lerninhalte sollten generell so präsentiert werden, dass sie **die linke und die rechte Gehirnhälfte** ansprechen. Informationen sollen z.B. sowohl sprachliche/analytische als auch bildhafte Aspekte beinhalten. Sie können in einer bestimmten Abfolge oder kompakt in einem Gesamtzusammenhang angeboten werden. Dennoch sollten individuelle Präferenzen, wie Informationen am besten verarbeitet werden können, berücksichtigt werden (Birkenbihl 2007b; Lehner 2006; Geisselhart und Zerbst 2005; Kolb und Miltner 2007; Hannaford 2008).

Der individuelle Lernstil in der Therapie orientiert sich an den vorhandenen **Ressourcen** der beteiligten Personen. Sie bilden die Basis, um gegenwärtig eingeschränkte Fertigkeiten wieder voll zu entfalten oder zu kompensieren. Das Lernen sollte nach Möglichkeit in den Situationen oder in der Umgebung, die für den Klienten/die Klientin relevant sind, stattfinden (Chapparo und Ranka 2009).

Motivation
Je nach Lernstil und Lerninhalt können verschiedene Wege motivierend wirken: für manche Personen erweist sich **Lernen am Erfolg** als zielführend, andere bevorzugen **Lernen durch Verstehen der Zusammenhänge**. Beim **konstruktivistischen Lernen** wird Wissen subjektiv und individuell konstruiert (Lehner 2006).

Menschen sind in der Regel motiviert, aktiv zu lernen, da bei einem Erwerb neuer Inhalte ein neuronales Belohnungssystem aktiviert wird. Lehner (2006) betont dementsprechend die Wichtigkeit, Lernende nicht zu demotivieren. Besonders ansprechend ist das Lernen an der persönlichen Lerngrenze: beim Übergang von sehr Vertrautem zu noch Neuem. Dieses Phänomen wird als „**Flow**" beschrieben: Es ist besonders motivierend und löst während des Lernprozesses Wohlgefühl aus (Csikszentmihalyi 2008; Birkenbihl 2007b; Eberspächer 2007).

Aktives Lernen kann durch zu lange Lerneinheiten beeinträchtigt werden, wodurch die Motivation, etwas Neues lernen zu wollen, sinken kann. Daher sollen Lerneinheiten nicht zu lange gewählt werden und von **Pausen** unterbrochen sein (Fries et al. 1999; Geisselhart und Burkart 2008).

Lernstrategien für aktives Lernen

Konzentration und **Aufmerksamkeit** auf die zu erlernenden Inhalte sind Voraussetzungen für aktives Lernen (Birkenbihl 2007b; Perfetti 2006). Dies gilt vor allem für den Erwerb von Wissen (Birkenbihl 2007a; Lehner 2006). Vorgehensweisen, die eine aktive Auseinandersetzung mit dem Lerninhalt fördern, haben den nachhaltigsten Effekt (Birkenbihl 2007a). Einige dieser Lernstrategien können auch beim sensomotorischen Lernen eingesetzt werden (Larsen 2007; Perfetti 2006).

Mögliche Lernstrategien sind (Birkenbihl 2007a; Larsen 2007; Magill 2006; Perfetti 2006):

- Assoziieren: Informationen werden frei/kreativ und individuell mit bereits vorhandenem Wissen in Verbindung gebracht
- Imitieren: durch bewusstes oder unbewusstes Nachahmen lernen
- Versuch und Irrtum: Probieren ohne Angst; eigene Vorgehensweisen suchen und finden
- Eigene Fragen stellen: neugierige, (hinter-) fragende Auseinandersetzung mit dem Thema; eigene Erkenntnisse finden, eigene Schlussfolgerungen ziehen
- Lernen mit Modellen/Abstrahieren: mit vereinfachten, leicht verständlichen Darstellungen lernen
- Kategorisieren: eigene Einteilung des Lerninhaltes in sinnverwandte Gruppen
- Vergleichen: Unterschiede erkennen; Gemeinsamkeiten suchen

- Zusammenhänge erkennen: sinngemäße Verbindungen bewusst herstellen
- Verknüpfungen erstellen: Verbindungen zum eigenen Tun herstellen
- Wesentliches suchen und erkennen: die Suche nach „des Pudels Kern"
- Hierarchisieren: eine eigene (wertende) Reihenfolge finden
- Sofortiges Feedback: unmittelbares Erkennen von Lernerfolg
- (Kreativ) Experimentieren/Spiel-Trieb: mit neu erworbenen Erkenntnissen spielen
- Beiläufiges Lernen: in allen Lebenssituationen nebenbei lernen
- Bedeutung/Sinn suchen und erkennen: in einen größeren Zusammenhang einfügen
- Wiederholen, ohne zu wiederholen: Wiederholungen so gestalten, dass Kleinigkeiten variiert sind

5.3 Merk-Würdiges beim Bewussten Bewegungslernen

Personen, die aufgrund von Veränderungen im Zentralnervensystem Bewegungen (wieder-) erwerben möchten, werden unterstützt, **aktiv und selbstbestimmt** zu lernen. Das erworbene Wissen wird durch abwechslungsreiches Wiederholen in Können umgewandelt.

Während des sensomotorischen Lernprozesses werden die **Vorgänge**, die vor, während und nach dem Bewegen im **Zentralnervensystem** stattfinden, beachtet. Veränderungen in der neuronalen Verschaltung und Repräsentanz einer Bewegung, die aufgrund einer neurologischen oder lang andauernden körperlichen Fehl- und/oder Nicht-Belastung entstanden sind, werden in die therapeutischen Überlegungen einbezogen. Außerdem wird die Möglichkeit berücksichtigt, dass Lernerfahrungen, die vor einem (z.B. lebensbedrohlichen) Ereignis gemacht wurden, vergessen oder von neuen Eindrücken überlagert sein können.

Um die Informationsaufnahme, -verarbeitung und -speicherung zu unterstützen, wird auf das individuelle **körpereigene Filtersystem** zurückgegriffen. Dafür lenkt der Therapeut/die Therapeutin die Aufmerksamkeit des Klienten/der Klientin auf Reize und Informationen, die für das Bewegungslernen relevant sind. In weiterer Folge werden Strategien zur Erleichterung für das Speichern von Lerninhalten erarbeitet und/oder angeboten. Ist die aktive Erinnerung an frühere Bewegungserfahrungen nicht vorhanden bzw. kann diese nicht reproduziert werden, werden Hilfestellungen in Form von Fragen angeboten.

Erkenntnisse aus Bewegungslerntheorien, Inhalte unterschiedlicher Therapiekonzepte sowie Vorgehensweisen in Tanz und Sport werden in die einzelnen Lernschritte eingebunden. Die Lerninhalte werden **variantenreich** angeboten, sodass der Klient/die Klientin eine dem individuellen Lernstil entsprechende Lernform wählen bzw. finden kann. Die Intervalle zwischen den Therapien und Pausen in der Therapie werden individuell abgestimmt und gemeinsam festgesetzt.

Um die **Motivation** des Klienten/der Klientin aufrechtzuerhalten, können unterschiedliche Wege gewählt werden: Lernen durch Erfolg, Lernen durch Verstehen der Zusammenhänge und selbst konstruiertes Lernen. Wird ein selbst formuliertes Ziel erreicht, steigt die Motivation, das Erlernte zu üben und sich im eigenen Lerntempo dem nächsten Lernziel zuzuwenden. Gelingt es, im Grenzbereich zwischen Bekanntem und Neuem zu lernen, kann es zu einem „**Flow**"-Erlebnis, einem körpereigenen Belohnungssystem, kommen. Dadurch kann das selbstständige Üben außerhalb der Therapiezeiten erleichtert werden.

Das **aktive Lernen** des Klienten/der Klientin steht im Mittelpunkt. Er/sie ist aufgefordert, ein Verständnis für den Lernprozess zu entwickeln und eigene Schlussfolgerungen zu ziehen. Die vorgestellten Lernstrategien werden für Bewegungslernen modifiziert, wobei immer wieder ein Bezug zu vertrauten und bekannten Bewegungen hergestellt wird. Die neu erlernten Bewegungen werden so rasch wie möglich in **Alltagssituationen** integriert. Das wiederholte aktive Bewegen spielt während dieser Denkprozesse eine zentrale Rolle. So entsteht ein ständiger Wechsel zwischen kognitiven Verarbeitungsvorgängen und deren Übertragung in Bewegen.

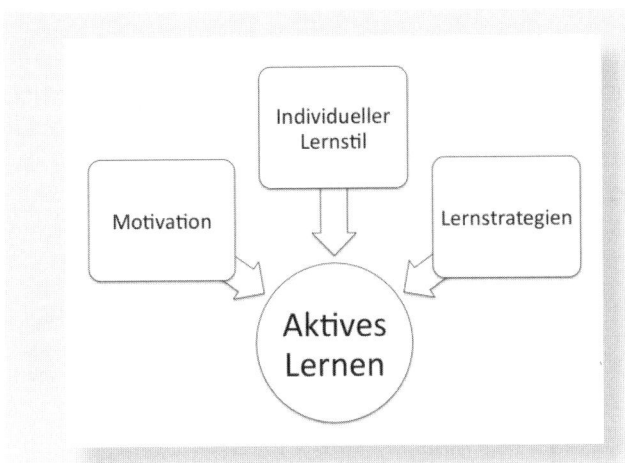

**Abbildung 7:
Lernen beim
Bewussten
Bewegungs-
lernen**

5.4 Therapie-Gestaltung

5.4.1 Berücksichtigung des individuellen Lernstils

Der Therapeut/die Therapeutin achtet im Dialog auf die Wortwahl des Klienten/der Klientin, um individuelle Vorlieben zu erkennen. Worte wie „so gesehen" oder „Das Ekzem ist richtig aufgeblüht!" weisen eher auf eine bildhafte Verarbeitungsweise hin. Eine Redeweise, die viele technische Ausdrücke und die Angabe von klaren Reihenfolgen oder Strukturen beinhaltet, weist eher auf ein analytisches Vorgehen hin. Durch Nachfragen können die individuellen Vorlieben noch genauer herausgefunden werden. Die Therapie wird dem Lernstil des Klienten/der Klientin angepasst.

Beispiele
- *Th: Sind Sie jemand, der gerne im Vorhinein Erklärungen hat? Oder spüren Sie lieber zuerst und fragen dann nach?*
- *Th: Welcher Lerntyp sind Sie? Möchten Sie sich zuerst einen Überblick verschaffen oder lernen Sie lieber schrittweise, auch wenn noch nicht alle Informationen bekannt sind?*

5.4.2 Motivation
Lernen am Erfolg
Ziel ist es, eine Behandlung mit Erfolg abzuschließen. Der Erfolg kann sich durch die Therapie spontan einstellen, oder er wird in kleinen Schritten erarbeitet. Es ist vorteilhaft, den Klienten/die Klientin im Vorhinein festlegen zu lassen, woran er/sie einen Erfolg erkennt (siehe Kap. 6 „Therapeutischer Prozess"), damit während oder am Ende einer Behandlung Fortschritte evaluiert werden können.

Beispiele
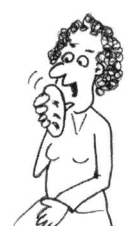
- *Spontan eintretender Erfolg:*
  K: Gestern habe ich mein Brötchen gegessen. Erst vor dem Mund ist mir aufgefallen, dass ich es in der Hand gehalten habe, die das eigentlich nicht kann. Dann habe ich es gleich fallen gelassen (siehe Abbildung).
- *Erkennen des Erfolges:*
  Th: Woran würden Sie erkennen, dass Sie einen Erfolg erzielt haben? Wie würde sich die Hand dann anfühlen?
  K: Sie würde sich ganz normal anfühlen. Beweglich.

Lernen durch Verstehen von Zusammenhängen
Der Klient/die Klientin wird in jedem der fünf Lernschritte unterstützt, den Lernprozess zu verstehen. Beim Wahrnehmen wird die momentane individuelle Erlebnisrealität erfahrbar gemacht und beim Erkennen an frühere Bewegungsabläufe angeknüpft. Beim Planen werden die aktuellen und die erwünschten Gestaltungsprozesse transparent gemacht und in Folge das bewusste AnSteuern der Bewegung angeleitet. Als verbindender und abschließender Lernschritt werden Feedback-Mechanismen erlernt. Der Klient/die Klientin wird angeleitet, die persönliche Ausgangssituation bewusst zu erfassen, um in weiterer Folge Veränderungsmöglichkeiten zu erkennen und umzusetzen (siehe Kap. 8-12 „Lernschritte").

Konstruktivistisches Lernen
Der Klient/die Klientin wird mit Fachkompetenz vom Therapeuten/von der Therapeutin begleitet, wobei der Klient/die Klientin aus den erhaltenen Informationen und den eigenen Erfahrungen ein eigenes Wissensnetz für Bewegen schaffen soll. Er/sie wird ermutigt, Fragen zu stellen, Schlussfolgerungen zu ziehen oder Beobachtungen außerhalb der Therapie mit seinem/ihrem Lernprozess in Beziehung zu setzen.

Beispiel

- *K: Gestern habe ich im Fernsehen einen Löwen laufen gesehen. Der hat im Becken ganz automatisch eine Achterbewegung gemacht. Und mir ist es letztes Mal so schwergefallen, diese Bewegung zu erlernen.*

5.4.3 Lernstrategien für aktives Lernen

Um aktives Lernen zu ermöglichen, wurden Lernstrategien für das sensomotorische Lernen adaptiert, die kurz veranschaulicht werden sollen. Weitere Beispiele werden im Kapitel 6 „Therapeutischer Prozess" und in den Kapiteln 8-12 zu den einzelnen Lernschritten vorgestellt.

Assoziieren

Die Fähigkeit, frei und absichtslos zu assoziieren, wird vom Therapeuten/ von der Therapeutin unterstützt und durch Nachfragen gefördert. Auftauchende Gedanken, Bilder, Metaphern, Erinnerungen etc. sollen mit dem aktuellen Lerninhalt verbunden werden. Der Therapeut/die Therapeutin kann ihre eigenen Assoziationen ergänzend anbieten.

Beispiele

- *K: Das fühlt sich an wie eine Sperre. Wie ein Scharnier, das klemmt.*
- *Der Klient/die Klientin kommentiert bei der Dorsalextension der Hand die Vorgänge an seinem/ihrem Unterarm: Das ist wie die molekulare Verdichtung beim Blechbiegen.*
- *Kommentar bei der Koordination des Brustkorbes mit einer für das Gehen relevanten Bewegung der Beckenschaufel: Die Bewegung kenne ich vom Langlaufen!*

Imitieren

Der Klient/die Klientin wird aufgefordert, die nicht betroffene Seite zu bewegen und anschließend möglichst genau mit der beeinträchtigten Seite nachzuahmen. Eine weitere Möglichkeit besteht darin, die Bewegung zu zeigen, die der Klient/die Klientin beobachtet und imitiert. Ebenso kann mit der gesunden Seite die pathologische Situation möglichst genau nachgestellt werden, um danach den Vorgang des Lösens dieser Stellung zu erspüren und auf der anderen Seite zu übernehmen. Ist ein aktives Bewegen noch nicht möglich, soll der Klient/die Klientin diese Bewegung in der Vorstellung imitieren.

Beispiele

- *Th: Bitte heben Sie den Unterarm auf der nicht betroffenen Seite hoch. Beobachten Sie, wie sich Ihr Ellbogen dabei verhält.*
  K: Der Ellbogen bleibt an Ort und Stelle.
  Th: Bitte merken Sie sich, wie Sie diese Bewegung gemacht haben, und übertragen Sie sie anschließend auf die andere Seite.

- *Der Klient/die Klientin soll zwischen Bewegen im Sprunggelenk und Bewegen in den Zehengelenken differenzieren lernen. Ziel dieser Situation ist es, eine Dorsalextension im Sprunggelenk durchzuführen und dabei die Zehen entspannt zu lassen.*
  Th: Ich hebe meinen rechten Vorfuß. Beobachten Sie dabei bitte meine Zehen.
  Die Bewegung wird durchgeführt.
  Th: Wie waren meine Zehen? Nach oben gerichtet oder nach unten hängend?
  K: Die zeigten nach unten.
  Th: Ja. Bitte bewegen Sie sich genauso: mit nach unten weisenden Zehen.

- *Th: Nehmen Sie mit Ihrer gesunden Hand genau die gleiche Stellung ein wie mit der betroffenen. Wie spüren Sie die Spannung in Ihrer gesunden Hand im Vergleich zur betroffenen? Verändern Sie die Stellung der gesunden Hand so lange, bis Sie genau die gleiche Spannung spüren. ... Ist es Ihnen bereits gelungen?*
  K: Ja.
  Th: Jetzt lösen Sie diese Stellung auf und nehmen Sie wahr, wie Sie das machen und wie sich das anfühlt. Danach übernehmen Sie den Vorgang des Lösens auf der anderen Seite.

Versuch und Irrtum

Der Klient/die Klientin hat die Möglichkeit, in einem sicheren und wertschätzenden Rahmen Bewegungen auszuprobieren. Er/sie wird aufgefordert, sich selbst zu beobachten und eigene vorschnelle Bewertungen wie richtig oder falsch zu vermeiden. Er/sie kann überprüfen, ob die Bewegung seiner/ihrer Bewegungsidee entsprochen hat oder ob beim Erproben ein anderes Ergebnis erzielt wurde (siehe Kap. 12 „Lernschritt Feedback").

Beispiel

- *Th: Probieren Sie die Bewegung aus und finden Sie heraus, wie sie für Sie am besten passt.*

Eigene Fragen stellen

Der Klient/die Klientin wird aufgefordert, eigene Fragen zu stellen, wann immer sie auftauchen. In manchen Fällen gibt der Therapeut/die Therapeutin die Frage zurück und fordert den Klienten/die Klientin auf, im eigenen Körper eine Antwort zu suchen.

Beispiel

- *K: War das so richtig, habe ich meine Schulter jetzt nicht hochgezogen?*
  Th: Was ist Ihre Meinung? Was haben Sie im Schulterbereich empfunden?

Lernen mit Modellen/Abstrahieren

Um Informationen zu vermitteln, verwendet der Therapeut/die Therapeutin Anschauungsmaterial, das leicht verständlich ist. Knochenmodelle, elastische Bänder, Bälle, Bilder, vereinfachte Papiermodelle oder Ähnliches dienen dabei als Hilfsmittel (siehe Kap. 9 „Lernschritt Erkennen").

Kategorisieren

Durch die angebotenen Informationen erfährt der Klient/die Klientin Gesetzmäßigkeiten, die dem Bewegen zugrunde liegen. Er/sie wird an die Information herangeführt, dennoch muss er/sie eigene Antworten finden.

Beispiel

- *Anhand eines Modells wird am Beispiel der Schulter die Biomechanik eines Kugelgelenks erklärt. Beim Thema Hüfte könnte folgende Frage auftauchen:*
  Th: Sie haben die Funktionsweise bei der Schulter bereits kennengelernt. Das Hüftgelenk ist ähnlich gebaut. Wie können Sie Ihr Wissen von der Schulter auf die Hüfte übertragen?

Vergleichen

Der Klient/die Klientin wird aufgefordert, Vergleiche anzustellen, um Gemeinsamkeiten und Unterschiede zu erforschen. Vergleiche können z.B. folgende Bereiche betreffen:

- die beiden Körperhälften
- Bewegen jetzt und Bewegen vor dem pathologischen Geschehen

- Bewegungen/Empfindungen vor und nach der therapeutischen Intervention
- Bewegungsausführung und Bewegungsidee
- Bewegungen, die eine Person vorzeigt und die der Klient/die Klientin imitiert

Beispiele
- *Th: Bitte vergleichen Sie die Bewegungen links und rechts. Können Sie Unterschiede erkennen?*
- *Th: Sie haben sich gerade bewegt. Hat das Bewegen Ihrer Idee entsprochen? Haben Sie Ihr Bewegungsziel erreicht? War das Bewegen so flüssig und so angenehm, wie Sie wollten?*

Zusammenhänge erkennen
Die Dialoggestaltung ermöglicht, dass der Klient/die Klientin Zusammenhänge erkennen und eigene Schlussfolgerungen ziehen kann.

Beispiel
- *Der Therapeut/die Therapeutin hält ein Beckenskelett und ein elastisches Band, das die mittlere Muskelschicht des Beckenbodens darstellt, in Händen: Wenn der Muskel sich zusammenzieht, wohin bewegen sich dann die Sitzbeinhöcker?*
  K: Nach innen.

Verknüpfungen erstellen
Der Klient/die Klientin soll lernen, die neu erlernten Bewegungen mit Vertrautem zu verbinden. So kann eine Bewegung mit einer Alltagshandlung kombiniert werden.

Beispiel
- *Th: Wann könnten Sie diese Bewegung in Ihren Alltag einfließen lassen? Ich gebe ein Beispiel: Sie könnten Ihre Wirbelsäule jedes Mal kurz aufrichten, sobald Sie ein Glas zum Trinken in die Hand nehmen. Bitte überlegen Sie, wo die Bewegung in Ihren Alltag passt.*
  K: Beim Trinken passt es mir nicht. Ich könnte mir vorstellen, dass ich es beim Anzünden einer Zigarette mache. Dann tue ich wenigstens etwas für meine Gesundheit beim Rauchen.

Wesentliches suchen und erkennen

Bewegungen oder Bewegungserkenntnisse werden gemeinsam erforscht und es wird festgelegt, welche für den Klienten/die Klientin am wichtigsten sind.

Beispiel

- *Der Klient/die Klientin mit erhöhtem Tonus im rechten Arm hat für sich erkannt, dass keine zusätzliche Aktivität notwendig ist, um den Arm zu entspannen und in Folge leichter bewegen zu können:*
  K: Ich brauche überhaupt nichts zu machen; ich brauche den Arm nur hängen zu lassen. Das ist so angenehm.

Hierarchisieren

Der Aufbau einer individuellen Hierarchie legt fest, welche Lernziele oder Bewegungen für den Klienten/die Klientin vorrangig sind. Die Entscheidung, ob die Lernschritte „Wahrnehmen, Erkennen, Planen, AnSteuern und Feedback" in einer Reihenfolge oder parallel angeboten werden, liegt ebenfalls bei den individuellen Vorlieben. Der Klient/die Klientin setzt Prioritäten, welche Lerninhalte selbstständig geübt werden können. Der Therapeut/die Therapeutin unterstützt den Klienten/die Klientin, die eigenen Bedürfnisse wahrzunehmen und nach subjektiven Kriterien zu ordnen (siehe Kap. 6 „Therapeutischer Prozess").

Sofortiges Feedback

Das Feedback wird unmittelbar nach der Bearbeitung einer Aufgabe gegeben, damit der Klient/die Klientin eine Orientierungshilfe bekommt. Der Therapeut/die Therapeutin achtet darauf, dass er/sie wertschätzend rückmeldet: Beobachtungen werden beschrieben und gegebenenfalls werden eigene Eindrücke und Interpretationen formuliert. Die Lernaufgabe, nicht die Person, wird kommentiert. Der Klient/die Klientin wird unterstützt, ein eigenes Feedback-System aufzubauen, an dem die Lernfortschritte erkannt werden können (siehe Kap. 12 „Lernschritt Feedback").

Beispiele

- *Th: Ich sehe, dass sich Ihre Schulter zuerst hebt und dann erst der Arm hochkommt.*
- *Th: Woran erkennen Sie, dass Sie Ihr Lernziel erreicht haben?*

(Kreativ) Experimentieren/Spiel-Trieb

Sobald sich der Klient/die Klientin mit neu erlernten Bewegungen vertraut fühlt, wird er/sie aufgefordert, damit zu experimentieren und in verschiedenen Ausgangsstellungen oder (Alltags-) Situationen zu spielen. Im Vordergrund stehen die Kreativität und die Neugier, eigene Vorgehensweisen zu finden. Lachen und Spaß können beim spielerischen Ausprobieren helfen.

Beiläufiges Lernen

Beiläufiges Lernen findet in der Anfangsphase im Bewussten Bewegungslernen eher selten statt. Dennoch ist es das Ziel (in einer späteren Lernphase), dass der Klient/die Klientin innerhalb von Alltagssituationen nebenbei, das heißt ohne die Achtsamkeit bewusst darauf zu lenken, Feinabstimmungen beim Bewegen erlernt.

Bedeutung/Sinn suchen und erkennen

Der Therapeut/die Therapeutin unterstützt den Klienten/die Klientin, das Erlernte in einen größeren Sinnzusammenhang zu stellen. Bei der Therapiezielauswahl kann besprochen werden, welche individuelle Bedeutung neu Erlerntes hat bzw. wie das Leben des Klienten/der Klientin durch das Erreichen des Lernzieles beeinflusst wird.

Beispiele
- *K: Ich möchte endlich wieder schmerzfrei durchs Leben gehen.*
- *Kommentar nach einem erfolgreichen Beckenbodentraining und deutlicher Verbesserung der Inkontinenz: Meine Freundinnen sagen, ich halte nicht mehr alle fünf Minuten Ausschau nach einer Toilette. Das hat meine Lebensqualität stark erhöht.*

Wiederholen, ohne zu wiederholen

Um erworbene Kenntnisse (= Wissen) in Bewegung (= Können) umzusetzen, sind häufige und abwechslungsreiche Wiederholungen nötig. Der Therapeut/die Therapeutin begleitet den eigenständigen Denkprozess des Klienten/der Klientin, ohne ihn zu bestimmen. Dabei kann z.B. die Ausgangsstellung oder der Fokus der Aufmerksamkeit des Klienten/der Klientin variieren. Weiterhin können verschiedene Aspekte des Bewegens in den einzelnen Lernschritten fokussiert werden. Der Klient/die Klientin bestimmt die passende Anzahl von Wiederholungen nach Möglichkeit selbst und soll nicht zu früh durch verbales Kommentieren unterbrochen werden.

Beispiel
- *Th: Wiederholen Sie die Bewegung so lange, bis sie sich vertraut anfühlt. Bitte geben Sie mir Bescheid, sobald Sie zur nächsten Aufgabe wechseln möchten.*

Zum Ausprobieren

Haben Sie eine für Sie interessante Lernstrategie kennengelernt? Wenn ja, welche?
Für welchen Ihrer Klienten/Klientinnen erscheint die Strategie geeignet?

Teil 3: Therapeutisches Handeln

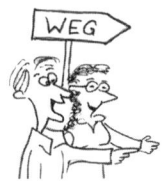

6 Therapeutischer Prozess –
Sich gemeinsam auf den Weg machen

Zur Einstimmung

Auf welche Schritte legen Sie bei der Begleitung Ihrer Klienten/Klientinnen besonderen Wert?

6.1 Kurzgefasst

6.1.1 Der therapeutische Prozess in der Literatur ...

Die Behandlung sensomotorischer Beeinträchtigungen umfasst unter anderem die Befunderhebung, die Festlegung des Therapieziels und der therapeutischen Maßnahmen. Begleitend werden diese Vorgänge dokumentiert und evaluiert. Diese Schritte bezeichnen den therapeutischen Prozess, der sowohl vom Therapeuten/von der Therapeutin als auch vom Klienten/von der Klientin gestaltet wird (Hengeveld 2005).

6.1.2 ... und beim Bewussten Bewegungslernen

Die Klienten/Klientinnen kennen die Vorgänge im eigenen Körper am besten und sind aufgefordert, aktiv am therapeutischen Prozess teilzunehmen: Sie sind an der fachlichen Befunderhebung beteiligt, und die Therapieziele und deren Teilschritte werden primär von ihnen formuliert. Gemeinsam definieren Therapeut/Therapeutin und Klient/Klientin Kriterien, woran das Erreichen des Zieles erkannt und überprüft werden kann. Nach Möglichkeit dokumentieren Klienten/Klientinnen die einzelnen Schritte im Verlauf der Therapie selbst.

6.2 Wissens-Wertes aus der Literatur

6.2.1 Klientenzentrierter Therapieansatz

Ein klientenzentrierter Therapieansatz geht davon aus, dass Klienten/Klientinnen sich selbst am besten kennen. Den eigenen Körper betreffend sind sie sowohl in Bezug auf die Problemstellung als auch für die Problemlösung kompetent. Sie können daher auch das Therapieziel und den Schwerpunkt der Behandlung festlegen (George 2002; Mehne 1999).

In der Ergotherapie gibt es mehrere Modelle, die eine klientenzentrierte und handlungsorientierte Gestaltung des therapeutischen Prozesses vorstellen. Das **Canadian Occupational Performance Measure** (COPM) ist ein diagnoseunabhängiges Instrument, mit dessen Hilfe Alltagshandlungen, die eine hohe Wichtigkeit haben, identifiziert werden (Law et al. 2005; George 2002). Das **Occupational Performance Model** (Australia) - OPM(A) (siehe Kap. 3 „Modelle & Kompetenzen") leitet ebenfalls eine klientenzentrierte und handlungsorientierte Gestaltung des therapeutischen Prozesses an (Chapparo und Ranka 2009).

Das Modell des **motorischen Verhaltens** von Mulder (2007) (siehe Kap. 4 „Bewegen") liefert Anhaltspunkte, warum Bewegungslernende in den Mittelpunkt gestellt werden sollten: In diesem Modell sind Bedürfnisse, Wissen und Gedächtnis, Aufmerksamkeit, Motivation und Emotion als sogenannte Gewichte formuliert, die das motorische Verhalten und in weiterer Folge das Erlernen einer Bewegung beeinflussen. Werden diese Gewichte nicht individuell in den therapeutischen Prozess einbezogen, so ist motorisches Verhalten nur eingeschränkt veränderbar.

Alle diese Modelle und Ansätze haben eines gemeinsam: Im Mittelpunkt stehen die Klienten/Klientinnen. „Der Patient selbst – und nicht die Grund- und Erwartungshaltung seiner Umwelt oder Therapeuten ist der Maßstab für seine Leistungen." (Haase 2007, S. 108).

6.2.2 Fachliche Befunderhebung

Die Therapeuten/Therapeutinnen erheben einen Befund, bei dem sie sich nicht nur von ihrem fachlichen Wissen, sondern auch von den Bedürfnissen und Prioritäten der Klienten/Klientinnen leiten lassen (Hengeveld 2005).

Die Befunderhebung setzt sich aus mehreren Komponenten zusammen: In einem anfänglichen **Dialog** werden strukturiert Fragen zum bisherigen Krankheitsverlauf gestellt. Die in weiterer Folge durchgeführte Untersuchung richtet sich nach dem individuellen klinischen Erscheinungsbild und der ärztlichen Diagnose. Verschiedene **Untersuchungsmethoden** finden dabei Anwendung, z.B. Beobachtung des Bewegungsverhaltens, Durchführung und Beobachtung von aktiven, passiven und assistierten Bewegungen, Durchführung und Beobachtung von Bewegung unter besonderen Bedingungen wie z.B. Traktion oder Kompression, ... Standardisierte Screenings und Testverfahren können die Befundung noch weiter ergänzen (Betz 2006; Habermann und Kolster 2007; Haase 2007).

Die Therapeuten/Therapeutinnen formulieren aufgrund dieses Befundes, ihrer berufsspezifischen Kompetenz und der Informationen von anderen Berufsgruppen (z.B. Ärzte und Ärztinnen) die therapeutische Diagnose. Auf dieser Grundlage werden in Absprache mit den Klienten/den Klientinnen und im interdisziplinären Team die **Therapieziele** festgelegt. Dabei ist darauf zu achten, dass die Ziele für alle Beteiligten (Therapeut/Therapeutin, Klient/Klientin, Angehörige, Kostenträger etc.) verständlich formuliert werden. Der Behandlungsplan und die dazugehörigen Maßnahmen stützen sich auf die Diagnose und das vereinbarte Therapieziel (Barth 2005b; Pössl und Schellhorn 2002).

6.2.3 Therapiezielvereinbarung

Die Festlegung auf ein oder mehrere Therapieziel(e) beeinflusst die Auswahl der therapeutischen Maßnahmen. Oft sind Klienten/Klientinnen mit der Aufforderung, Wünsche, Erwartungen und Ziele für die Therapie zu formulieren, überfordert. Von einer realistischen und an die Situation angepassten Zielformulierung hängen aber in weiterer Folge die **Motivation** und **aktive Teilnahme** am therapeutischen Prozess ab. Vor allem in der Phase der Spätrehabilitation soll der Therapiezielvereinbarung gemeinsam mit den Klienten/Klientinnen ein besonderer Stellenwert eingeräumt werden (Barth 2005b).

Die Einteilung der Klienten/Klientinnen in Klagende, Besuchende und Kunden/Kundinnen (Radatz 2008) (siehe Kap. 2.2 „Klagende, Besuchende oder Kunden/Kundinnen") kann einen Hinweis geben, wie viel **Unterstützung** für das Festlegen eines Therapieziels gebraucht wird. Die Kunden/Kundinnen sind in der Lage, aktiv die Therapieziele und die Therapie mitzugestalten. Besuchende und Klagende benötigen häufig Unterstützung und Geduld, ein für sie passendes Ziel zu finden. Personen mit neuropsychologischen Defiziten können trotz dieser Einschränkungen bis zu einem gewissen Grad aktiv an der Therapiezielvereinbarung und Gestaltung der Therapie mitarbeiten. Die Begleitung durch diesen Prozess bedarf besonderer Behutsamkeit und Bedachtsamkeit (Götze et al. 2005). Sollten Klienten/Klientinnen nicht für sich selbst sprechen können (z.B. kognitiv stark beeinträchtigte Personen), werden Bezugspersonen einbezogen (George 2002).

Um Therapieziele festzulegen, sollen sich Klienten/Klientinnen beim **Systemischen Coaching** unter anderem einen bestimmten Zeitpunkt in der Zukunft vorstellen und ihre Situation so beschreiben, als hätten sie ihre Ziele bereits erreicht. Zielformulierungen sollen in Inhalt, Ausmaß und Zeitbezug klar definiert sein. Die Ziele sollen für die Klienten/Klientinnen erreichbar und eher zu klein als zu groß sein. Wichtig dabei ist die positive Formulierung; „Nicht-mehr" Sätze werden umgewandelt in konkrete, positiv formulierte Ziele (Radatz 2008).

Diese im Systemischen Coaching eingeforderten Kriterien für die Formulierung eines Zieles finden sich in den **SMART-Kriterien** wieder und werden noch zusätzlich ergänzt. SMART steht in diesem Fall für (Barth 2005b):

- **S** wie spezifisch: auf die Situation und das Problem bezogen
- **M** wie messbar
- **A** wie angemessen: herausfordernd und motivierend, aber nicht frustrierend
- **R** wie relevant oder realistisch: notwendig, sinnvoll und machbar, vor allem die Gesamtsituation in Betracht ziehend (Prognose, Persönlichkeit, Krankheitsbild)
- **T** wie terminierbar: zeitlich begrenzt, das heißt, es gibt eine klare Terminvorgabe

Ein Ziel, das im Sinne dieser SMART-Kriterien formuliert wird, kann einen verlässlichen Messparameter für den therapeutischen Prozess darstellen (Barth 2005b).

Da sich im Laufe des therapeutischen Prozesses die Situation ändern kann, sollten die vereinbarten Therapieziele immer wieder auf ihre Aktualität überprüft werden (Hengeveld 2005).

6.2.4 Dokumentation/Evaluation

Der gesamte therapeutische Prozess muss dokumentiert werden. Informationen aus der Befunderhebung, das vereinbarte Therapieziel und die getroffenen Maßnahmen müssen schriftlich festgehalten werden. Diese Datenerfassung dient einerseits der Informationsweitergabe an Dritte, andererseits macht sie den therapeutischen Prozess sichtbar (Haase 2007). In der Dokumentation ist festzuhalten, was gemacht wurde und wie effizient diese Maßnahme war. Eventuell können Schlüsse aus der Wirkung der Maßnahmen gezogen werden; diese sollten ebenfalls dokumentiert werden (Barth 2005b).

Neben standardisierten Messmethoden können **individuell formulierte Ziele** zur Evaluation der Therapie herangezogen werden. Voraussetzung dafür ist, dass die Ziele so formuliert werden wie oben beschrieben: sie müssen ein „messbares" Kriterium beinhalten. Messbare Kriterien können subjektive, auf das Empfinden der Klienten/Klientinnen bezogene, oder objektive Merkmale aufweisen (Barth 2005b).

6.3 Merk-Würdiges beim Bewussten Bewegungslernen

Im Sinne eines klientenzentrierten Therapieansatzes spielen Klienten/Klientinnen eine **aktive Rolle** während des therapeutischen Prozesses. Das hier vorgestellte Denkmodell wurde vor allem mit „Kunden/Kundinnen" erarbeitet. Klienten/Klientinnen sind aktiv an der fachlichen Befunderhebung beteiligt. Fragen zum subjektiven Erleben des Körpers und der Bewegungen ergänzen das Erstgespräch. Die Erstellung eines Therapieplans basiert sowohl auf Informationen aus der fachlichen Befunderhebung und Berichten von verschiedenen Berufsgruppen als auch auf den Angaben der Klienten/Klientinnen. Nur wenn sich Klienten/Klientinnen nicht ausreichend am Dialog beteiligen können, werden Informationen von Angehörigen eingeholt.

Beim Bewussten Bewegungslernen wählen Klienten/Klientinnen das **Therapieziel**, wobei Fragetechniken und Vorgehensweisen des Systemischen Coachings hilfreich sein können. Sollten einzelne Klienten/Klientinnen ein zu großes Ziel anstreben, werden sie unterstützt, Teilziele zu ermitteln und zu formulieren. Die Klienten/Klientinnen definieren selbst, woran sie einen Therapieerfolg erkennen und überprüfen können. Auch bei diesem Prozess können die Therapeuten/Therapeutinnen mit gezielten Fragen (siehe Kap. 7 „Dialog") unterstützen und strukturieren. Bewegungen und Teilaspekte von Bewegungen, die individuell eine hohe Wichtigkeit haben, werden identifiziert. Die individuellen Bedürfnisse beeinflussen stets den therapeutischen Prozess. So können Klienten/Klientinnen im **therapeutischen Prozess** mitbestimmen: z.B. die Planung von Therapiepausen innerhalb einer Therapieeinheit oder die Auswahl von durchzuführenden Maßnahmen in der therapiefreien Zeit. Bestehen zwischen den Themen, die Klienten/Klientinnen für wichtig erachten und den

Themen, die Therapeuten/Therapeutinnen für notwendig halten, große Unterschiede, wird diese Diskrepanz angesprochen.

Die Klienten/Klientinnen **dokumentieren** das Therapieziel, die therapeutischen Maßnahmen und die Wahl der Übungen für die therapiefreien Zeiten in eigenen Worten schriftlich, sofern dies möglich ist. So reflektieren sie am Ende jeder Therapiesitzung das Erlernte, wobei sie gegebenenfalls vom Therapeuten/von der Therapeutin unterstützt werden.

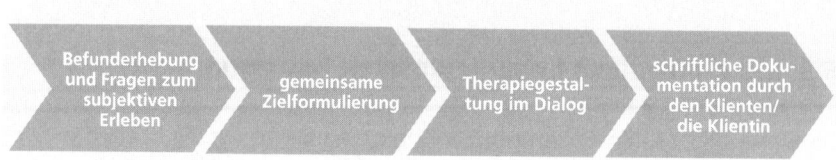

Abbildung 8: Therapeutischer Prozess beim Bewussten Bewegungslernen

6.4 Therapie-Gestaltung

6.4.1 Befunderhebung

Die Befunderhebung wird einerseits durch die fachliche Kompetenz des Therapeuten/der Therapeutin, andererseits von den Wünschen und Erwartungen des Klienten/der Klientin geleitet. Dabei werden Informationen zum subjektiven körperlichen Empfinden eingeholt.

Beispiel
Der Therapeut/die Therapeutin hat festgestellt, dass der Tonus der gesamten linken oberen Extremität erhöht ist. Im Rahmen der Befunderhebung stellt er/sie folgende Frage:
- *Th: Wie fühlt sich Ihr linker Arm an? (siehe Kap. 8 „Lernschritt Wahrnehmen")*
Der Klient/die Klientin versucht seine/ihre Faust zu öffnen. Bei der Bewegungsanalyse fällt auf, dass die Flexoren der Finger und Hand nicht dosiert nachlassen.
Th: Sie möchten die Finger strecken. Wo vermuten Sie am Unterarm die Muskulatur, die die Finger streckt? (siehe Kap. 9 „Lernschritt Erkennen")

6.4.2 Klientenzentrierte Wahl des Therapieziels

Das Therapieziel wird von den Klienten/Klientinnen bestimmt, dabei werden sie von den Therapeuten/Therapeutinnen unterstützt. Die Zielformulierung kann sich sowohl auf das Gesamtziel der Therapie als auch auf die Lernziele einzelner Behandlungen beziehen. Mögliche Varianten der Zielformulierung:

Beispiele
- *Erlernbare Bewegungen*
  K: Ich möchte die Finger meiner Hand öffnen können.
- *Bewegungen werden als Teil von Alltagshandlungen beschrieben*
  K: Ich möchte mich rasieren können.

Therapiezielvereinbarung mit Kunden/Kundinnen

Kunden/Kundinnen sind bereit, aktiv die Therapie mitzugestalten und auch die Wahl des jeweiligen Therapieziels zu treffen. Dennoch können Fragen zur differenzierten Festlegung hilfreich sein.

Beispiele
- *Th: Angenommen, die Therapie ist innerhalb der nächsten vier Wochen erfolgreich, woran würden Sie den Erfolg erkennen?*
- *Th: Angenommen, die Therapie ist erfolgreich, was wäre dann anders für Sie?*
- *Th: Angenommen, die Therapie ist erfolgreich, welche Fähigkeiten hätten Sie dann (wieder)?*
- *Th: Woran möchten Sie heute arbeiten?*
- *Th: Was ist Ihr Ziel? Was möchten Sie im Idealfall erreichen?*
- *Th: Wie würde es sich anfühlen, wenn Sie Ihr Ziel erreicht haben?*
- *Th: Woran würden Ihre Angehörigen erkennen, dass Sie Ihr Ziel erreicht haben?*
- *Th: Woran erkennen Sie, dass sich etwas verändert hat?*
- *Th: Wie sehen Sie sich in drei Monaten?*

Therapiezielvereinbarung mit Klagenden

Klagende halten es oft für unmöglich, eine Lösung zu finden. Bei dieser Gruppe sind Fragen zum Erkennen des angestrebten veränderten Zustandes hilfreich. Häufig bedarf es vieler Wiederholungen, bis Klagende in der Lage sind, die Frage zu „hören".

Beispiel
- *Th: Woran würden Sie erkennen, dass die Therapie erfolgreich ist? Formulieren Sie Ihre Wünsche, auch wenn Sie sie momentan für unmöglich halten.*

Therapiezielvereinbarung mit Besuchenden

Besuchenden ist es wichtig, dass ihr Problem von außen gelöst wird. Sie erwarten in der sensomotorischen Therapie eher passive Maßnahmen, die zu einer Besserung ihres Zustandes führen sollen. Bei dieser Gruppe ist ein ähnliches Vorgehen wie bei Klagenden empfehlenswert. Im Dialog können außerdem die Vorteile und Einschränkungen von vorwiegend passiv angebotenen Therapiemaßnahmen dargestellt werden. Die Besuchenden können sich für die Formulierung eigener Ziele und deren aktive Umsetzung in der Therapie entscheiden. Sie können aber auch das Konsumieren von vorgegebenen Anwendungen bevorzugen. Durch den Dialog werden die Erwartungen auf beiden Seiten geklärt und die Therapie findet im Sinne der Besuchenden statt. Wenn kein gemeinsames Ziel gefunden wird, ist es dennoch möglich, dass im Verlauf des Lernprozesses eigene Ziele entstehen. Diese Veränderung wird besprochen und dokumentiert.

Beispiel
- *Th: Was ist Ihr Ziel? Was möchten Sie im Idealfall erreichen?*
  K: Das wird ganz von Ihnen abhängen. Von dem, was Sie mit mir machen.
  Th: Das heißt, Sie gehen davon aus, dass der Inhalt der Therapie hauptsächlich Maßnahmen sind, an denen Sie sich nicht aktiv beteiligen werden?
  K: Ja, natürlich ... Sie sind die Fachkraft und kennen sich aus.
  Th: Ich bin zwar die Fachkraft für den fachlichen Hintergrund Ihrer Erkrankung, aber Sie sind der Experte/die Expertin für Ihren Körper.
  K: Das ist aber meiner Meinung nach nicht wichtig. Ich komme zu Ihnen und möchte „repariert" wieder nach Hause gehen!
  Th: Das verstehe ich. Der Nachteil dabei ist, dass Sie selbst dabei nicht lernen, eigenständig Ihre Einschränkung verändern zu können, das heißt, Sie sind bis zu einem gewissen Grad von mir abhängig. Ist Ihnen das bewusst?
  K: Ja, das ist mir bewusst und ich will es so haben.
  Th: Gut, falls Sie Ihre Meinung ändern, können wir jederzeit die Behandlungsstrategie ändern.

Erarbeiten von Teilzielen

Nennen Klienten/Klientinnen ein zu umfassendes Ziel, eignen sich z.B. Skalenfragen, um Teilziele und erste Schritte zu erarbeiten. Zielsetzungen sollen klar definiert sein und eher zu klein als zu groß gewählt werden.

Beispiel
- *Th: Was ist Ihr Ziel? Was möchten Sie im Idealfall erreichen?*
  K: Ich möchte selbst ins Badezimmer gehen.
  Th: Sie möchten also vom Rollstuhl aufstehen und selbst ins Badezimmer gehen. Auf einer Skala von 1 bis 10, auf der 1 unmöglich und 10 mit Leichtigkeit bedeutet – wo schätzen Sie sich jetzt ein?
  K: Bei 5.
  Th: Bei 5. Da liegen noch einige Schritte dazwischen. Mich interessiert besonders der nächste Schritt. Was ist Ihrer Meinung nach notwendig, um von 5 auf 5,5 oder auf 6 zu kommen?
  K: Da müsste ich beim Aufstehen sicherer sein.
  Th: Ich stelle Ihnen hier gleich noch einmal die Skalenfrage. Auf einer Skala von 1 bis 10, 1 steht für unsicher und 10 für ganz sicher. Wo schätzen Sie sich beim sicheren Aufstehen jetzt ein?
  K: 3
  Th: Eine 3 für sicheres Aufstehen. Wäre sicheres Aufstehen damit der nächste Schritt in Richtung des von Ihnen gewählten Zieles?
  K: Ja, ich möchte das Aufstehen als Nächstes lernen.

Positive Formulierung

Zu beachten ist, dass das persönliche Ziel positiv formuliert ist. Beschreibungen, die die Abwesenheit eines Zustandes betreffen, werden verändert.

Beispiel
- *Th: Angenommen, die Therapie ist erfolgreich, woran würden Sie den Erfolg erkennen?*
  K: Ich hätte dann keine Schmerzen mehr.
  Th: Was wäre anstelle der Schmerzen?
  K: Das weiß ich nicht. Es sollen eben keine Schmerzen mehr da sein.
  Th: Bitte überlegen Sie, wie sich das anfühlen soll, wenn keine Schmerzen mehr da sind.

K: Normal. Ich möchte, dass es sich normal anfühlt.
Th: Was bedeutet für Sie normal? Ist das locker? Oder beweglich?
Was sind Ihre Worte für normal?
K: Ich möchte nicht daran erinnert werden, wenn ich mich bewege.
Ja, beweglich soll es sein und leicht.
Th: Das Bewegen soll also leicht sein, und Sie möchten sich nebenbei
auf etwas anderes konzentrieren? Meinen Sie es so?
K: Ja. Es soll leicht und unbemerkt sein.

Fehlende Zielvereinbarung
Können Klienten/Klientinnen kein eigenes Ziel nennen, kann die Vorgabe
einer körperbezogenen Auswahl durch den Therapeuten/die Therapeutin
hilfreich sein. Dabei können die Ergebnisse aus der fachlichen Befunderhebung zu Hilfe genommen werden.

Beispiel
- *Der Klient/die Klientin kommt aufgrund chronischer Verspannungen*
  im Nacken zur Therapie. In der fachlichen Befunderhebung wurde
  unter anderem festgestellt, dass eine Haltungsschwäche im Sinne
  eines Hohl-Rundrückens vorliegt.
  Th: Woran möchten Sie heute arbeiten?
  K: Das weiß ich nicht. Entscheiden Sie. Sie sind doch die Fachkraft.
  Th: Ich begleite Sie gerne fachlich. Aber der Experte/die Expertin für
  Ihren Körper sind Sie. Woran möchten Sie also heute arbeiten?
  K: Das ist mir egal.
  Th: Vielleicht geben Sie mir wenigstens einen Hinweis, mit welchem
  Körperbereich Sie beginnen möchten? Mit dem Kopf? Nacken?
  Schultern? Wirbelsäule? Becken?
  K: Mit den Schultern.
  Th: Gerne. Gibt es ein spezielles Thema bei den Schultern?
  K: Die sind immer verspannt.

Sollte trotz gemeinsamer Bemühungen keine Therapiezielvereinbarung
möglich sein, können gemäß dem therapeutischen Fachwissen Ziele festgelegt und vorgegeben werden. Diese Vorgaben könnten aber von den
Vorstellungen des Klienten/der Klientin abweichen.

Ähnlich verhält es sich bei Klienten/Klientinnen, die von sich aus keinen
oder nur eingeschränkten Kontakt zur Umwelt aufnehmen können. In

diesem Fall werden Angehörige verstärkt in die Therapiezielsetzung eingebunden. Auch wenn nach bestem Wissen gehandelt wird, können in diesem Fall aber getroffene Entscheidungen eher den Erwartungen der Angehörigen oder des Therapeuten/der Therapeutin entsprechen als den Interessen der Klienten/Klientinnen (siehe Kap. 13 „Modifikationen bei Personen mit kognitiven Einschränkungen").

6.4.3 Dokumentation

Die erarbeiteten Bewegungselemente werden von den Klienten/Klientinnen am Ende der Therapieeinheit in eigenen Worten schriftlich dokumentiert. Dadurch wird das Erlernte nochmals in Gedanken wiederholt. Haben die Klienten/Klientinnen Schwierigkeiten, passende Worte zu finden, werden sie bei der Formulierung unterstützt, ohne dass die individuelle Sprache beeinflusst wird.

Beispiel
- *Th: Fassen Sie nun den Inhalt der heutigen Behandlung in Ihren eigenen Worten zusammen, damit Sie für zu Hause einen Anhaltspunkt haben.*
  K: Schwierig ... Wie soll ich das schreiben? Ich habe so den Fuß nach außen gedreht, stimmt das? (zeigt die Bewegung vor)
  Th: Ja, genau ... Erinnern Sie sich, in welcher Position Sie Ihr Bein nach außen gedreht haben.
  K: Ja genau, im Liegen und im Stehen.
  Th: Wenn Sie sagen, Sie haben den Fuß nach außen gedreht, in welchem Gelenk haben Sie das gemacht?
  K: Hm. ... Im Hüftgelenk.
  Th: Was hat dieses nach außen Drehen mit Ihren Schmerzen in der Hüfte gemacht?
  K: Naja, es hat sich leichter angefühlt ... die Schmerzen haben sich verändert, sind fast sogar ein bisschen weniger geworden.
  Th: Helfen Ihnen diese Angaben, damit Sie etwas schriftlich mit nach Hause nehmen können?
  K: Ja ... schon.

Am Ende einer Therapieeinheit werden die Klienten/Klientinnen gefragt, wie sie ihr Heimprogramm gestalten möchten. Sie entscheiden über die Auswahl, die Übungsfrequenz oder den Einsatz der neu erlernten Bewegungen im Alltag und werden dabei vom Therapeuten/von der Therapeutin unterstützt. Die Lerninhalte, die die Klienten/Klientinnen für das Heimprogramm gewählt haben, notieren sie in eigenen Worten. Dieser Vorgang ist vor allem dann wichtig, wenn es zu einer längeren Therapiepause kommt. Besonders orthopädische Klienten/Klientinnen sind in der Lage, die Länge der therapiefreien Intervalle selbst zu bestimmen. Sie kennen ihren persönlichen Lernstil am besten und entscheiden dementsprechend, wann die nächste Therapieeinheit stattfinden soll.

Beispiele
- *Th: Was hat Sie heute am meisten beeindruckt? Was möchten Sie alleine üben?*
  K: Das nach außen Drehen der Oberschenkel.
  Th: Gut. In welcher Position war es für Sie am besten? Im Liegen, Stehen oder beim Gehen?
  K: Im Stehen.
  Th: Wann glauben Sie, können Sie diese Bewegung in Ihrem Alltag ausführen?
  K: Hm. Das ist schwierig.
  Th: Fahren Sie mit dem eigenen Auto oder öffentlich?
  K: Ich fahre öffentlich.
  Th: Wäre es dann möglich, beim Warten an der Haltestelle, die Außendrehung des Oberschenkels zu üben?
  K: Ja, das ist eine gute Idee. Ich warte auch an meiner Arbeitsstelle immer wieder. Da könnte ich das auch machen.
  K: Das heißt, Sie werden ab jetzt immer die Oberschenkel nach außen drehen, wenn Sie eine Wartezeit haben? Bitte stellen Sie sich die Situation jetzt bildlich vor und sagen Sie mir, ob diese Übung realistischerweise für Sie so durchführbar ist.
  K: ... Ja, das funktioniert gut.
- *Th: Sie haben sich für das langsame Absenken beider Schultern entschieden, um Ihre Nackenmuskulatur zu entspannen. Was glauben Sie, wie häufig Sie diese Bewegung tagsüber machen können?*
  K: Ach, das mache ich einfach immer, wenn es mir einfällt.
  Th: Das hört sich nach sehr oft an. Ich bitte Sie dennoch zu überlegen, wie Ihre persönliche Minimalvariante aussieht. Überlegen Sie, wie oft Sie die Bewegung mit Leichtigkeit am Tag ausführen möchten.

K: Fünfmal schaffe ich auf jeden Fall. Jedes Mal, nachdem ich etwas gegessen habe, werde ich das machen.
- *Th: Was hat Sie heute am meisten angesprochen?*
  K: Wie genau ich meinen Körper wahrnehmen kann.
  Th: Wäre das eine Möglichkeit, in der therapiefreien Zeit selbst Ihren Körper zu erforschen und ganz bewusst Ihren Arm wahrzunehmen?
  K: Ja, das kann ich machen. Ich bin noch immer ganz überrascht, dass sich mein Handgelenk so lebendig anfühlt.

6.4.4 Klientenzentrierte Evaluation

Das Erreichen des angestrebten Zieles wird noch verbindlicher erlebt, wenn es von den Klienten/Klientinnen selbst schriftlich festgehalten wird. Ebenso werden die Kriterien, an denen der erreichte Erfolg überprüft werden kann, von ihnen dokumentiert. Als Therapieabschluss evaluieren Klient/Klientin und Therapeut/Therapeutin anhand der Aufzeichnungen den Therapieverlauf und das erreichte Ergebnis.

Beispiel
- *Th: Ihr Ziel für diese kommenden Therapieeinheiten ist es also, dass sich das Bewegen leicht und unbemerkt anfühlt. Schreiben Sie dies bitte auf.*
  Der Klient/die Klientin dokumentiert in eigenen Worten das besprochene Ziel.
  Th: Nun können Sie noch ergänzen, in welchem Zeitraum Sie dieses Ziel erreichen wollen und bei welchen Alltagssituationen Sie auf dieses leichte und unbemerkte Bewegen Wert legen. Schreiben Sie dies noch dazu und versehen Sie es mit dem heutigen Datum und Ihrer Unterschrift.
  Beim Therapieabschluss wird diese schriftliche Vereinbarung zur Hand genommen und besprochen, wie weit das formulierte Ziel erreicht wurde.
  Th: In der ersten Therapieeinheit haben Sie Ihr Ziel folgendermaßen formuliert: Sie möchten das Bewegen leicht und unbemerkt fühlen. Vor allem im Alltag, z.B. wenn Sie Wäsche aufhängen, ist Ihnen das wichtig gewesen. Haben Sie dieses Ziel erreicht?
  K: Nicht immer, aber manchmal gelingt es mir ganz gut.

Zum Ausprobieren

Bitte denken Sie an jemanden, den Sie als „Kunden/Kundin" kennengelernt haben. Inwiefern können Sie ihn/sie aktiv im Sinne eines klientenzentrierten Therapieansatzes in der nächsten Einheit einbinden?

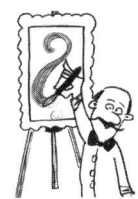

7 Dialog – Die Kunst, Fragen zu stellen

Zur Einstimmung

Wie muss ein Gespräch gestaltet sein, damit Sie sich wohlfühlen? Welche Ihnen gestellte Frage hat Sie in letzter Zeit besonders beeindruckt oder zum Nachdenken gebracht?

7.1 Kurzgefasst

7.1.1 Dialog in der Literatur …

Der Dialog bildet die Basis für ein Verständnis zwischen kommunizierenden Menschen, Kenntnisse werden gewonnen oder vermittelt. Fragen beeinflussen die Richtung des Dialogs. Sie helfen, Informationen zu erhalten und Zusammenhänge zu verstehen. Fragen lassen das gegenseitige Interesse erkennen (Simon 2007).

7.1.2 … und beim Bewussten Bewegungslernen

Der Dialog ist ein wesentliches Instrument beim Bewussten Bewegungslernen. Er kann sprachlich und spürend/berührend sowie über das Senden und Empfangen von Körpersignalen stattfinden. Nicht das vorhandene Wissen um den eigenen Körper, sondern das Erforschen der Bewegungszusammenhänge steht dabei im Mittelpunkt. In der Therapie wird der Dialog mit dem Bewegen verwoben und unterstützt die Klienten/Klientinnen darin, den Bewegungsprozess zu erfassen und selbstständig zu gestalten. Der Therapeut/die Therapeutin leitet den Dialog, stellt Fragen und versucht so, die erlebte Welt des Klienten/der Klientin kennenzulernen. Gemeinsam werden neue Erkenntnisse gewonnen und erforschend in Bewegungen umgesetzt.

7.2 Wissens-Wertes aus der Literatur

7.2.1 Verbaler Dialog

Beim verbalen Dialog tauschen zwei Personen Informationen aus. Rosenberg (2009) sieht Kommunikation als Möglichkeit, „sich ehrlich und klar auszudrücken und gleichzeitig anderen Menschen respektvolle und einfühlsame Aufmerksamkeit zu schenken" (Rosenberg 2009, S. 22).

Fragen
Fragetechniken bedienen sich offener und geschlossener Fragen. **Offene Fragen** regen Denkprozesse an, die auf die subjektiv erlebte Welt fokussieren. Sie können beispielsweise ziel- und lösungsorientiert sein, um eine Situation in der Zukunft zu erreichen und eigene Strategien zu entwickeln. Fragen können z.b. hypothetisch gestellt werden; so nehmen sie die Zielsituation in der Zukunft vorweg, wodurch mögliche Auswirkungen gedanklich bereits „erspürt" werden können. Offene Fragen können zusätzlich Unterschiede oder Handlungsmuster erkunden und so den Denkhorizont erweitern und Differenzierungen schaffen. **Geschlossene Fragen** werden mit Ja oder Nein beantwortet und können in kurzer Zeit Informationen liefern (Radatz 2008; Mehne 1999).

Antworten
Nach einer gestellten Frage benötigen Klienten/Klientinnen **Zeit**, um ihren Körper zu erforschen und eine Antwort zu finden. Klienten/Klientinnen kennen ihre eigene Wirklichkeit, und so können sie in sich selbst eine Lösung finden (Foerster und Glasersfeld 2007). Die Lernenden benötigen Zeit für ein individuelles, nicht unterbrochenes Ausprobieren. Ruhe lässt den Klienten/Klientinnen Freiraum für eigene Resultate. Das bedeutet für die fragende Person, nicht zu früh einzugreifen (Gerber 2007; Birkenbihl 2007c).

Für einen erfolgreichen Dialog bedarf es des **aktiven Zuhörens**. Dabei werden dem Gegenüber verbale und nicht verbale Zeichen aufnahmebereiter Zuwendung signalisiert. Die ungeteilte Aufmerksamkeit des/der Zuhörenden gilt dem/der Sprechenden, ihm/ihr wird die volle Beachtung geschenkt. Das Wiederholen in eigenen Worten (paraphrasieren) stellt sicher, dass der Gesprächsinhalt richtig verstanden wurde (Fischer-Epe 2004; Simon 2007).

Beim **Rückmelden** werden gehörte und beobachtete Informationen wertfrei vermittelt. Interpretationen, die eine andere Sichtweise enthalten, werden davon deutlich getrennt und kenntlich gemacht. Rückmeldungen beziehen sich auf bestimmte erhaltene Informationen und nicht auf die gesamte Persönlichkeit (Rosenberg 2009; Chapparo und Ranka 2009).

7.2.2 Nicht verbaler Dialog

Ein Dialog kann nicht nur auf sprachlicher Ebene stattfinden. Beim Senden und Empfangen von Signalen der **Körpersprache** findet ein lautloses Frage- und Antwortspiel statt (Molcho 1998; Birkenbihl 2007c). Zudem kann die Beobachtung vegetativer Symptome beim Dialogpartner Hinweise auf die momentane Befindlichkeit geben (Gobiet 1999).

Dem Dialog durch **Berühren** kommt im therapeutischen Rahmen eine besondere Bedeutung zu. Das erspürende Zwiegespräch bedarf keiner Worte. Bei jeder Berührung findet ein Austausch auf beiden Seiten statt, bei dem subtile Vorgänge wahrgenommen werden können. Die therapeutische Berührung kann das Ziel haben, den Ist-Zustand und die körperlichen Veränderungen der Klienten/Klientinnen zu erspüren. Bainbridge Cohen (1997) beschreibt, dass sich der Therapeut/die Therapeutin von seinen/ihren Händen und den so vermittelten Informationen während des therapeutischen Prozesses leiten lässt. Die Hände des Therapeuten/der Therapeutin treten mit dem Körper des Klienten/der Klientin in Interaktion: ein Dialog mit permanentem Informationsaustausch findet statt (Bainbridge Cohen 1997). Dass verbale Anleitung alleine oft nicht ausreicht, stellt auch der Gründer der Alexander-Technik fest: Er erweiterte das therapeutische Angebot um das Berühren. Den Lernenden sollen durch die Hände der Lehrenden Balance, Leichtigkeit, Freiheit und Energie vermittelt werden (MacDonald und Ness 2006).

Im therapeutischen Prozess wird häufig **taktile Unterstützung** als Ergänzung zum verbalen Dialog angeboten. Mit unterschiedlichen Zielsetzungen werden dabei z.B. Muskelgewebe gedehnt, Druck ausgeübt, vibratorische Reize gesetzt, ein Körperbereich passiv positioniert oder Körperstrukturen manipuliert (Umphred 2000). Bewegungen können passiv geführt werden, aber Fries et al. (1999) geben zu bedenken, dass eine rein manuelle, für die Klienten/Klientinnen passive Führung nur die momentane Ausführung verbessert und die Übertragung in ein selbstständiges Bewegen nicht gewährleistet ist. Um selbstständiges Bewegen zu erreichen, muss es ohne manuelle Unterstützung trainiert und erlernt werden (Fries et al. 1999).

Trotzdem stellt Berührung einen wichtigen Therapiebeitrag dar, da Berührung die Entwicklung des Gehirns stimulieren kann. Berührung kann als „Hilfe mit den Händen" verstanden werden, die zu einer Bewegungsbahnung (dem Erlernen der Bewegung und deren Ausführung) führt (Lauper 2004).

7.3 Merk-Würdiges beim Bewussten Bewegungslernen

Mit dem verbalen und nicht verbalen Dialog werden die Klienten/Klientinnen begleitet, **Erkenntnisse über den eigenen Körper** und das eigene Bewegen zu gewinnen. Die Erkenntnisse werden sowohl in die Therapiezielgestaltung als auch in den Bewegungslernprozess integriert und unmittelbar in Bewegen umgesetzt. Beim Rückmelden werden wahrgenommene Informationen (z.B. Gesehenes, Erspürtes, …) von Interpretationen (z.B. Schlussfolgerungen, eigene Meinung, …) getrennt. Die Antworten der Klienten/Klientinnen werden entweder mit Ausprobieren, Anbieten von (neuen) Informationen oder mit weiterführenden Fragen fortgeführt. Somit findet zwischen den Erkenntnissen des Klienten/der Klientin, der fachlichen Begleitung durch den Therapeuten/die Therapeutin und dem Bewegen ein permanenter Austausch statt.

Der Therapeut/die Therapeutin verwendet vorwiegend offene Fragen, um **Zielvereinbarungen** festzulegen. Die Zielvereinbarung kann sowohl das erwünschte Gesamtziel beschreiben oder ein Bewegungsziel für die momentane Umsetzung erfassen. Geschlossene Fragen dienen dazu, in kurzer Zeit viele Informationen zu sammeln. Fragen zum Bewegungs- und Bewegungslernprozess sollen bisher unbewusste Abläufe in den einzelnen Lernschritten aufzeigen und nachvollziehbar machen.

Der Therapeut/die Therapeutin begleitet den Lernprozess wertschätzend und setzt zum **Erfassen von individuellen Veränderungen** neben Sprache auch Berührung, Beobachtungsgabe und Körpersprache ein. Der verbale und nicht verbale Dialog gibt Hinweise zur Befindlichkeit des Klienten/der Klientin und Informationen können auch durch Berühren angeboten werden.

Der Dialog erfordert sowohl bei den Bewegungslernenden als auch bei den Bewegungslehrenden eine hohe **Aufmerksamkeit**. Der Therapeut/

die Therapeutin ist mit der vollen Aufmerksamkeit beim Klienten/bei der Klientin und der aktuellen Situation. Die Klienten/Klientinnen bestimmen, wie viel Zeit sie benötigen, um in sich Antworten zu finden und eigene Bewegungsstrategien zu entwickeln. Gemeinsam werden Lösungen gefunden und das Ergebnis reflektiert. Bei einem Absinken der Aufmerksamkeit werden Pausen eingelegt.

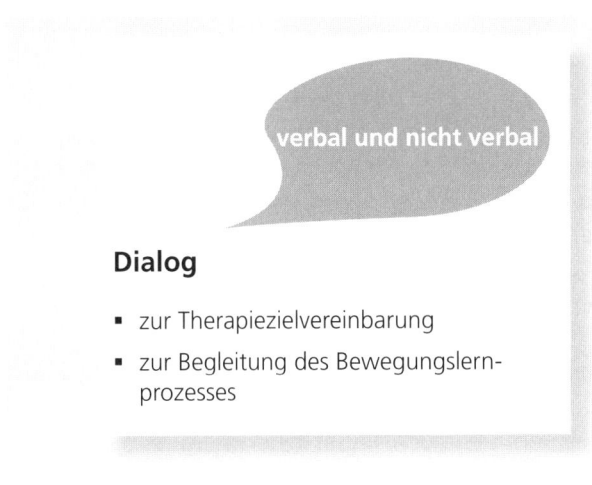

Abbildung 9: Dialog beim Bewussten Bewegungslernen

7.4 Therapie-Gestaltung

7.4.1 Verbaler und nicht verbaler Dialog

Der Dialog zwischen Therapeut/Therapeutin und Klient/Klientin kann verbal oder nicht verbal stattfinden. Nicht nur verbale Antworten des Klienten/der Klientin, sondern auch Erkenntnisse, die durch Beobachtung oder taktile Interaktion gewonnen werden, dienen als Wegweiser für die Gestaltung des Dialogs.

Beim Erkennen des eigenen Veränderungspotenzials geben die Klienten/Klientinnen häufig bereits Lösungsvorschläge vor, die aufgegriffen werden. Ergänzend kann es notwendig sein, Körper- und Bewegungsinformationen in einfachen Worten zu vermitteln. Um eine Überforderung zu vermeiden, werden die Informationen einzeln angeboten. Der Therapeut/die Therapeutin fragt jeweils nach, was der Klient/die Klientin gehört hat, und lässt ihn mit eigenen Worten zusammenfassen.

Assistiertes Bewegen

Sind Klienten/Klientinnen nicht in der Lage, eine Bewegung selbstständig auszuführen oder können sie sie nicht verbal beschreiben, erspürt der Therapeut/die Therapeutin mit den Händen die Vorgänge während des Bewegens, wie z.B. Veränderungen im Muskeltonus, den Bewegungsstart, die beabsichtigte Bewegungsrichtung oder das Bewegungsausmaß. Der Klient/die Klientin initiiert die Bewegung, die erspürten Impulse werden therapeutisch verstärkt und so die Bewegung assistierend weitergeführt.

Beispiel
- *Th: Sie beginnen mit der Bewegung des Armes. Sobald ich spüre, dass Sie zu bewegen beginnen, werde ich die Bewegung mit meiner Hand begleiten und eventuell weiterführen. Bitte lenken Sie Ihre Aufmerksamkeit dorthin und spüren Sie, wie sich die Bewegung anfühlt.*

Passives Bewegen

Sind Klienten/Klientinnen zu keinem aktiven Bewegen fähig bzw. brauchen sie Bewegungsinformationen, die sie nicht selbst generieren können, kann passiv bewegt werden. Dennoch findet eine Interaktion zwischen dem Körper des Klienten/der Klientin und den Händen des Therapeuten/der Therapeutin statt. Die Hände vermitteln klare Bewegungsinformationen und lenken die Aufmerksamkeit des Klienten/der Klientin zu den bewegten Körperbereichen, wobei entstehende Veränderungen bewusst wahrgenommen werden sollen.

Beispiel
- *Th: Ich werde Ihr Schulterblatt zur Wirbelsäule hin und von der Wirbelsäule weg bewegen. Lenken Sie Ihre Aufmerksamkeit dorthin und erspüren Sie die Bewegungen.*

7.4.2 Therapiezielvereinbarung

Das Therapieziel kann sowohl die gesamte Therapiedauer oder eine einzelne Therapieeinheit betreffen. Der Therapeut/die Therapeutin verwendet hauptsächlich offene Fragen, um das Ziel des Klienten/der Klientin herauszufinden (siehe Kap. 6 „Therapeutischer Prozess").

Beispiel
- *Th: Was möchten Sie in vier Wochen erreicht haben?*
  K: Ich möchte alleine in meine Wohnung gehen können und natürlich auch den umgekehrten Weg; alleine von meiner Wohnung auf die Straße gehen können. Meine Wohnung ist im ersten Stock.

7.4.3 Begleiten des Bewegungslernprozesses

Das Bewusstmachen und Verändern der Wahrnehmung des eigenen Körpers und des individuellen Bewegungsprozesses stehen im Vordergrund. Nach dem Erfragen des Ist-Zustandes von Körperabschnitten und vertrauten Bewegungen erforschen Klient/Klientin und Therapeut/Therapeutin gemeinsam, wie mögliche Veränderungen erkannt und umgesetzt werden können. Der Therapeut/die Therapeutin gibt Informationen für neue oder wieder zu erlernende Bewegungen und leitet den Klienten/die Klientin an, im eigenen Körper Informationen zu suchen und zu finden. Die neuen und vertrauten Bewegungsmuster werden im Wechsel ausprobiert. Unterschiede werden erkannt und verbalisiert. Die gestellten Fragen leiten dabei die Aufmerksamkeit des Klienten/der Klientin.

Kennenlernen der „Welt des Klienten/der Klientin"

Der Therapeut/die Therapeutin begleitet den Klienten/die Klientin im verbalen und nicht verbalen Dialog, damit eigene Einsichten gewonnen werden können. Der Klient/die Klientin soll Empfindungen bewusst auf- und erspüren. Dabei findet keine Abfrage von anatomischem Wissen statt, sondern die individuellen Wahrnehmungen zum eigenen Körper werden erfragt. Diese können stark vom anatomischen Wissen abweichen. Für den Dialog ist es wichtig, dass sich der Therapeut/die Therapeutin im Klaren ist, was er/sie aktuell erfragen und erfahren möchte.

Die Therapeuten/Therapeutinnen können Klienten/Klientinnen beobachten und dadurch ein Bild von der individuellen Körperhaltung und Bewegung bekommen. Sie können aber auch die Bewegungen und Körperhaltungen der Klienten/Klientinnen mit dem eigenen Körper nachstellen, um ähnliche Spürerfahrungen zu machen. Alle so erhaltenen Informationen erleichtern es, gezielte und für den Klienten/die Klientin einfache Fragen zu stellen.

Manche Klienten/Klientinnen finden auf offene Fragen von sich aus zutreffende Beschreibungen. Wenn aber eine Unterstützung notwendig erscheint, kann Hilfe angeboten werden: Z.B. können mehrere Möglichkeiten vorgegeben werden, aus denen der Klient/die Klientin eine passende wählt. Klienten/Klientinnen können ermuntert werden, kreative Lösungen für das Bewegungsproblem zu finden, wie z.B. Vergleiche aus dem Alltag (z.B. „wie eine Schublade, die klemmt") oder Metaphern (z.B. „leicht wie eine Feder"). Zu Beginn werden die Fragen offen gestellt; findet der Klient/die Klientin darauf keine Antwort, werden in einem weiteren Schritt geschlossene Fragen gestellt oder andere Antwortmöglichkeiten als Hilfestellung angeboten. Dabei ist zu berücksichtigen, dass durch diese Vorgabe der Klient/die Klientin nicht mehr unbeeinflusst ist.

Bei den folgenden Beispielfragen will der Therapeut/die Therapeutin erfahren, wie der Klient/die Klientin den eigenen Körper wahrnimmt, inwieweit Bewegungszusammenhänge erkannt werden können, wie das Bewegen geplant wird, wie Körperbereiche angesteuert werden und wie das Bewegen evaluiert wird.

Bereich	Offene Fragen	Unterstützende, geschlossene Fragen
Wahrnehmen	Wie fühlt sich Ihr Arm an?	Fühlt er sich eher leicht oder eher schwer an? Wie lang empfinden Sie Ihren Arm: Empfinden Sie ihn gleich lang wie den anderen? Wie weit können Sie heute Ihren Arm spüren? (siehe Abbildung)
	Ich möchte ein Bild haben, wie Sie Ihren Arm spüren. Bitte zeichnen Sie es selbst auf, oder sagen Sie mir an, was ich wie zeichnen soll.	
	Der Therapeut/die Therapeutin erspürt eine Tonuserhöhung der Flexoren des Unterarmes: Wie spüren Sie diese Stelle?	Fühlt sich diese Stelle eher locker oder eher angespannt an?
Erkennen	Bitte machen Sie diese Bewegung mit der anderen Hand und erforschen Sie schrittweise, wie sie abläuft.	Wenn Sie die Finger strecken, bewegen sich die Fingergrundgelenke nach unten, nach oben oder bleiben sie auf gleicher Höhe? Wo verkürzen/verlängern Sie Ihre Muskelstrukturen?

94

Planen	Welche Bewegung planen Sie als Erstes, um aufstehen zu können?	Ist das Bewegen in Ihrer Planung flüssig? Sind in der Bewegungsvorstellung irgendwo Schmerzen vorhanden? Gibt es Hindernisse in Ihrem Plan? Gibt es einen Widerstand, der das Bewegen einschränkt?
	Bitte stellen Sie sich den Bewegungsablauf vor. Beschreiben Sie diesen Ablauf.	
AnSteuern	Wie nehmen Sie mit Ihrem Körperteil Kontakt auf?	Nehmen Sie durch den Körper Kontakt auf oder rufen sie ihm durch die Luft ein Kommando zu? (siehe Abbildung) Kommen die Kommandos an? Verlieren Sie zwischendurch den Kontakt zu dem Körperteil?
	Wie lange/wie weit können Sie den Kontakt zu dem Körperteil aufrechterhalten?	
Feedback	Inwiefern hat das Bewegen Ihrer Idee entsprochen?	Woran erkennen Sie, dass das Bewegen Ihrer Idee entsprochen hat?
	Wie empfinden Sie das Ergebnis?	Fühlt sich der Arm so an, wie Sie es erwartet/geplant haben?
	Woran erkennen Sie die Unterschiede zum vorhin festgestellten Bewegungsgefühl?	Können Sie die Leichtigkeit der beiden Bewegungen vergleichen?

Tabelle 1: Fragen, um die „Welt des Klienten/der Klientin" kennenzulernen

Erkennen der Veränderungsmöglichkeiten

Nachdem dem Klienten/der Klientin die Ausgangssituation bewusst geworden ist, werden Möglichkeiten zur Veränderung besprochen. Der Klient/die Klientin wird zu den Antworten hingeführt, sodass individuell passende Schlussfolgerungen gezogen werden können. Neue Ideen und Hilfestellungen zur Veränderung können aber auch vom Therapeuten/von der Therapeutin gegeben werden. Immer wieder wird der Klient/die Klientin darauf hingewiesen, dass sowohl bei neurologischen Erkrankungen als auch bei orthopädischen Beeinträchtigungen Veränderungen im Gehirn stattgefunden haben. Eine Veränderung des Ist-Zustandes ist durch eine neue Verknüpfung neuronaler Verbindungen möglich.

Bereich	Offene Fragen	Unterstützende, geschlossene Fragen/Anregungen
Verändern des Wahrnehmens	Der rechte Arm ist in Ihrer Wahrnehmung kürzer. Tatsächlich hat sich der Arm aber nicht verändert. Er hat genau dieselben Strukturen wie vorher. Jetzt stellt sich die Frage, wie er in der Repräsentation in Ihrem Gehirn wieder so lange werden kann wie vorher. Haben Sie eine Idee, wie Sie diese Repräsentation wiederherstellen können?	Sie könnten Ihren Arm in der Vorstellung z.B. wachsen lassen, wie eine Pflanze.
	Sie haben die Stelle (Scheitelpunkt der Skoliose) so beschrieben, als wäre ein Turnbeutel zugezogen. Wie könnten Sie dieses Bild verändern?	Wie können Sie den Turnbeutel öffnen?
Hilfestellung beim Erkennen	Vergleich mit der anderen Seite: Der Klient/die Klientin sitzt im Rollstuhl mit den Füßen auf der Fußstütze: Th: Sie haben auf der anderen Seite erkannt, dass Sie den Fuß zuerst heben müssen, um ihn von der Fußstütze auf den Boden zu stellen. Was bedeutet das für dieses Bein?	Können Sie, so wie auf der anderen Seite, das Bein zuerst hochheben und dann erst auf den Boden stellen?
Verändern des Planens	Sie haben erzählt, dass auch in Ihrer Vorstellung des Bewegungsplanes Schmerzen auftreten. Wie könnten Sie das anders machen? Wie könnte sich ein angenehmes Bewegen anfühlen?	Bitte planen Sie die Bewegung neu, sodass sie in der Vorstellung die Bewegung mit Leichtigkeit und flüssig ausführen können.
Verändern des AnSteuerns	Sie haben gesagt, es wäre so, als würden Sie Ihrem Fuß durch die Luft Kommandos zuschreien. Wie könnten Sie das anders machen?	Bitte verändern Sie diesen Vorgang und nehmen Sie durch den Körper Kontakt auf.

Verändern des Feedbacks	Worauf könnten Sie noch achten, um die Bewegung zu überprüfen?	Können Sie darauf achten, ob Sie Ihren Bewegungsplan umgesetzt haben?

Tabelle 2: Fragen und Anregungen, um Veränderungsmöglichkeiten zu erkennen

7.4.4 Erproben der Bewegungen

Haben Klienten/Klientinnen ihre Veränderungsmöglichkeiten erkannt, probieren sie unmittelbar die neue Idee oder den neuen Bewegungsvorgang aus. Die Therapeuten/Therapeutinnen beobachten, wenn die Klienten/Klientinnen sich alleine bewegen. Erscheint eine Hilfestellung notwendig, assistieren sie das Bewegen mit ihren Händen. Sie können dabei zurückhaltende aber klare Impulse vermitteln. In dieser Phase findet der Dialog vorwiegend ohne Sprache statt. Die Klienten/Klientinnen benötigen Zeit zum Experimentieren und sollten nicht zu früh unterbrochen werden. Klienten/Klientinnen bestimmen die Anzahl der Wiederholungen selbst: so viele, wie interessant sind (siehe Kap. 5 „Lernen").

7.4.5 Gemeinsame Reflexion des Bewegungsprozesses

Sobald die Klienten/Klientinnen den Bewegungsprozess beendet haben, wird der Vorgang gemeinsam reflektiert. Beim Nachfragen wird festgestellt, wie das Bewegen erlebt wurde und ob es der ursprünglichen Idee entsprochen hat. Erst danach geben Therapeuten/Therapeutinnen Rückmeldungen, was sie beobachtet oder erspürt haben. Sie achten darauf, das Wahrgenommene von der Interpretation zu trennen (siehe Kap. 12 „Lernschritt Feedback").

Zum Ausprobieren

Bitte denken Sie an einen Ihrer Klienten/eine Ihrer Klientinnen. Welche der vorgestellten Ideen möchten Sie in Ihrem nächsten Gespräch einfließen lassen?

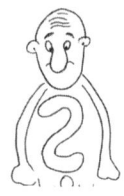

8 Lernschritt Wahrnehmen – Erforschen der momentanen Erlebnisrealität

Zur Einstimmung

Bitte spüren Sie zu Ihrem Nacken hin. Beschreiben Sie möglichst genau, wie er sich anfühlt.

8.1 Kurzgefasst

8.1.1 Wahrnehmen in der Literatur ...

„Wir erleben, dass wir mit den Sinnen wahrnehmen, wir erleben aber nicht, dass die Wahrnehmung gedeutet und bearbeitet ist. Wir erleben die umfassende mentale Arbeit nicht, die wir leisten, um zu erleben. Wir erleben das Wahrnehmen mit den Sinnen als unmittelbares, direktes Wahrnehmen der Oberfläche von Dingen, doch ist diese in Wirklichkeit das Ergebnis eines Prozesses, der dem erlebten Sinnesreiz Tiefe verleiht." (Noerretranders 2002, S. 412).

8.1.2 ... und beim Bewussten Bewegungslernen

Im Lernschritt Wahrnehmen steht der Konstruktionsprozess einer subjektiv wahrgenommenen Wirklichkeit im Vordergrund. Mittels der gerichteten Aufmerksamkeit wird eine explorative Verbindung zwischen Gehirn und Körper hergestellt und es werden Informationen eingeholt, um sich ein Bild – ein „inneres Bild" – von einem Körperbereich bewusst machen zu können.

Durch gezieltes Befragen werden die unbewussten inneren Bilder auf eine bewusste und damit beeinflussbare Ebene gebracht. Im Lernschritt Wahrnehmen lernt der Klient/die Klientin, die betroffenen Körperabschnitte in ihrem vollen Potenzial zu empfinden und so die Informationen zu finden, die für ein fließendes, leichtes und koordiniertes Bewegen nötig sind.

8.2 Wissens-Wertes aus der Literatur

8.2.1 Wahrnehmungsforschung

In der Wahrnehmungsforschung konnte gezeigt werden, dass beim Wahrnehmen nicht ein äußeres Bild der Wirklichkeit im Kopf abgebildet wird, sondern die Wirklichkeit mit den Mitteln des Gehirns und seiner Denkprozesse erzeugt wird. Aus Sinnessignalen, die in einem sehr weit verzweigten Prozess des Zentralnervensystems aufgeteilt, analysiert und wieder zusammengefügt werden, entsteht im Kopf ein **Bild von der individuellen Wirklichkeit** (Roth 1997).

Die **Sinnessysteme**, die Signale aufnehmen, funktionieren nicht getrennt voneinander. Zwar hat jedes Sinnessystem seine eigenen Verarbeitungsnetze, diese funktionalen Netze stehen aber miteinander in enger Verbindung. Wahrnehmung als subjektive Konstruktion umfasst ein weit verzweigtes Verarbeitungsnetz, in welchem nicht nur die verschiedenen Sinnessysteme zusammengefasst sind, sondern ebenfalls alle weiterverarbeitenden Denkprozesse einschließlich der Emotionen und des Gedächtnisses enthalten sind. Wahrnehmen erzeugt also keine Abbilder, sondern ist bereits ein **hochkomplexer Denkprozess**. Auch die Neurobiologie liefert wesentliche Argumente gegen eine isolierte Betrachtung und Förderung einzelner Funktionen und für eine vielfältig sensorisch geprägte, komplexe Form der Erfahrungsbildung (Roth 2009).

„Wir erleben die Welt nicht als rohe Daten. Wenn das Bewusstsein die Welt erlebt, sind die Dinge durch das unbewusste Aussortieren von Sinnesdaten längst gedeutet worden." (Noerentranders 2002, S. 275)

8.2.2 Relevanz von Bewegen und Wahrnehmen

Ist bei einem Menschen die Bewegungsmöglichkeit verändert, so ist auch immer die Wahrnehmung verändert, das heißt **Bewegen und Wahrnehmen** sind eng miteinander verbunden und können nicht als getrennte Vorgänge gesehen werden. Sie beeinflussen einander: bei einer Stimulation des Wahrnehmens wird gleichzeitig auf das Bewegen eingewirkt und beim Bewegen wird Wahrnehmen aufgefrischt (Lurija 1996).

Laut Feldenkrais (1996) ist Bewegung für den Menschen von grundlegender Bedeutung. **Bewegungsmuster sind Lebensmuster**. Durch das Bewegen erfahren wir uns selbst, die Welt und andere Menschen. „Wir handeln dem Bild nach, das wir uns von uns machen. (…) Ein jeder bewegt sich, empfindet, denkt, spricht auf die ganz ihm eigentümliche

Weise, dem Bild entsprechend, das er sich im Lauf seines Lebens von sich gebildet hat. Um Art und Weise seines Tuns zu ändern, muss er das Bild von sich ändern, das er in sich trägt." (Feldenkrais 1996, S. 19).

Hüther (2008) benutzt die Bezeichnung „inneres Bild" als „Beschreibung all dessen, was sich hinter den äußeren, sichtbaren und messbaren lebendigen Phänomenen verbirgt und die Reaktionen und Handlungen eines Lebewesens lenkt und steuert" (Hüther 2008, S. 17). Das **individuelle innere Bild** ist der Bezugspunkt, auf den sich das Gehirn bezieht. Gedächtnis, Erinnerungen, Denken und Wahrnehmen sind eng damit verbunden. Ist das individuelle innere Bild gestört, sind auch diese Bereiche mit betroffen. Bewegen und Wahrnehmen sind untrennbar miteinander verbunden. Beide informieren einander (Feldenkrais 1996).

8.2.3 Veränderte Wahrnehmung

Anstelle des Begriffes „inneres Bild" verwendet Perfetti (2008) den Ausdruck „**Bewegungsraum**". Der Bewegungsraum entspricht dem Bild, das jeder von seinem eigenen Körper hat: Der Körper wird als dynamisch organisierbare Masse der Bewegung gesehen und als „Eigenraum, der eine Form und eine gerichtete Bewegung aufweist" bezeichnet. Eine gestörte Aufnahme von Bewegungsinformationen führt zu einer unvollständigen Bearbeitung der Außenwelt, die ihrerseits in einer Veränderung des Bewegungsraumes resultiert. Daher müssen bereits bei der Entstehung einer Bewegungsstörung die möglichen Folgen für den Bewegungsraum berücksichtigt werden, die durch das Fehlen oder die extreme Verminderung gewisser Afferenzen bewirkt werden (Perfetti 2008 zit. nach Piret und Beziers 1971).

8.3 Merk-Würdiges beim Bewussten Bewegungslernen

Der Begriff des „**inneren Bildes**" wird als Beschreibung des individuell wahrgenommenen Körper- und Bewegungsempfindens für Bewusstes Bewegungslernen verwendet. Diese inneren Bilder werden aus verschiedenen Sinnessystemen gespeist. Durch Schwierigkeiten in der Informationsaufnahme, die durch Ruhigstellung, Verletzung in der Peripherie oder im Zentralnervensystem ihre Ursache haben, können Bilder entstehen, die mit der anatomischen Realität nicht übereinstimmen. Dies führt zu veränderten Planungs- und Steuermechanismen für das Bewegen.

Beim Bewussten Bewegungslernen werden die durch unbewusste Interpretationsprozesse im Zentralnervensystem entstandenen „inneren Bilder" **bewusst** gemacht. Dadurch wird eine Überprüfung und Veränderung der normalerweise unbewussten und nicht hinterfragten Bilder ermöglicht. Die Aufmerksamkeit wird gezielt auf einzelne Körperbereiche und auf die kognitiven Vorgänge vor, während und nach dem Bewegen gelenkt. Auf diese Weise beeinflussen Wahrnehmen und Bewegen einander: Bewegungen unterstützen eine zielgerichtete Wahrnehmung und bewusstes Wahrnehmen ermöglicht die Veränderung von nicht zielführenden Bewegungen.

Beim Lernschritt Wahrnehmen gilt es, genaue Informationen über die **momentanen Empfindungen** des Klienten/der Klientin in Bezug auf den betroffenen Körperteil zu erhalten. Die Therapeuten/Therapeutinnen sind Lernende, sie lernen die Wahrnehmungswelt, die nur den Klienten/Klientinnen selbst zugänglich ist, kennen. Die Aufmerksamkeit wird durch einfühlsames Fragen zu jenem Körperbereich gelenkt, welcher für das gewünschte Bewegen wahrgenommen werden soll. Der Klient/die Klientin soll das eigene „innere Bild", was und wie empfunden wird, beschreiben. Ist dieses Beschreiben nicht möglich, kann der Therapeut/die Therapeutin einfache Ja/Nein-Fragen stellen (siehe Kap. 7 „Dialog" und Kap. 13 „Modifikationen bei Personen mit kognitiven Einschränkungen"). Voraussetzung für die spätere „Bildbearbeitung" ist das Erfassen des momentanen Ist-Zustandes des „inneren Bildes". Das Automatisieren des bewussten Wahrnehmens benötigt Wiederholungen und Zeit (siehe Kap. 5 „Lernen").

Die Klienten/Klientinnen benötigen eine **Lernatmosphäre**, die zum Innehalten und Erkennen einlädt, damit sie z.B. erforschen können, wie sie ihre betroffenen und nicht betroffenen Körperteile empfinden. Dieselbe Art von Beeinträchtigung kann von zwei Klienten/Klientinnen unterschiedlich erlebt und empfunden werden. Es ist auch möglich, dass derselbe Klient/dieselbe Klientin einen betroffenen Körperteil zu unterschiedlichen Zeitpunkten in unterschiedlicher Weise erlebt. Das Erkennen des „inneren Bildes" erfordert Akzeptanz und Zeit. Beim Beschreiben des Wahrgenommenen brauchen manche Klienten/Klientinnen Hilfestellungen. Die neu gewonnenen Informationen werden integriert und so das innere Bild bewusst verändert.

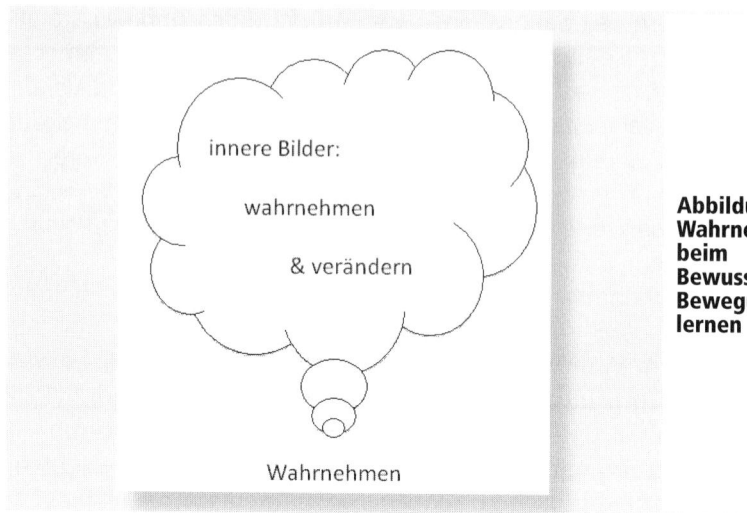

Abbildung 10: Wahrnehmen beim Bewussten Bewegungslernen

8.4 Therapie-Gestaltung

8.4.1 Erfassen der aktuellen Körperempfindung

Dem Klienten/der Klientin wird vermittelt, dass es ausschließlich um die individuelle, momentane Empfindung geht, die in eigenen Worten beschrieben werden soll. Eine Abfrage der anatomischen oder funktionellen Kenntnisse ist nicht vorgesehen. Er/sie wird auch ermuntert, die Gefühle, die beim Wahrnehmen ausgelöst werden, anzusprechen.

Beispiele

- *Th: Wenn Sie Ihre Aufmerksamkeit in Ihr Knie lenken, wie beschreiben Sie, was Sie dort fühlen?*
  K: Wenn ich zu meinem Knie spüre, habe ich das Gefühl, als wäre das Gelenk viel weiter vorne, oder auf der Seite. Damit ich aufstehen kann, müsste ich die Muskeln mit aller Kraft anspannen, um es zuerst zum Bein zurückzuholen.

- *Th: Wie fühlt sich Ihr linker Arm an? Fühlen Sie eine Hand mit Fingern?*
  K: Mein Arm fühlt sich an wie ein großer, dicker Brotlaib, der gar keine Gelenke hat. Es fühlt sich dort sehr fremd an, und wenn ich ehrlich bin – richtig ekelhaft. Nein, Finger oder Hand kann ich keine spüren (siehe Abbildung).

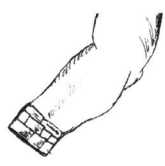

- Th: Können Sie Ihre Aufmerksamkeit zu Ihren Fingern lenken?
  K: Nein. Das ist so, als wäre beim Handgelenk eine Mauer. Dort ist es aus, nachher ist nichts mehr (siehe Abbildung).
- Th: Können Sie beschreiben, wie sich Ihre Hand jetzt anfühlt?

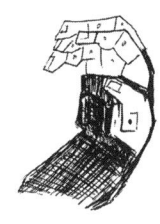

  K: Fremd, so als ob sie nicht zu mir gehören würde. Das Bewegen fühlt sich an wie bei einem Roboter und die Gelenke sind blockiert. Die Hand ist unförmig und viel, viel schwerer als die andere. Eigentlich noch immer so, als ob der Gips oben wäre (siehe Abbildung).

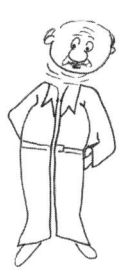

- Th: Wie fühlen sich Ihre beiden Körperhälften an? Sind die miteinander verbunden, oder erleben Sie sie einzeln?
  K: Die sind einzeln. Dazwischen ist nichts. Und irgendwo darüber schwebt der Kopf.
  Th: Heißt das, Sie spüren keine Verbindung zwischen den Körperhälften und auch keinen Hals?
  K: Ja, genau (siehe Abbildung).

8.4.2 Vergleichen von Körperempfindungen

Der Unterschied in der Wahrnehmung des eigenen Körpers kann z.B. durch den Vergleich mit der nicht betroffenen Körperseite verdeutlicht werden.

Beispiele
- Th: Was ist anders in Ihrer Empfindung vom rechten und linken Arm?
  K: Links habe ich Knochen drinnen und rechts ist es leer. Da spüre ich keine Knochen, deshalb müssen meine Muskeln dort auch so spannen, sonst wäre der ganze Arm „letschert" (= kraftlos, schlapp) – ohne Knochen halt.
- Th: Wie spüren Sie die Berührung links? ... So wie rechts?
  K: Links ist das Gefühl sofort da. Rechts ist es so, als wäre die Haut viel dicker geworden, wie eine Hornhaut, die lässt das Gefühl nicht durch.
- Th: Wenn Sie Ihren Schultergürtel links und rechts vergleichen, wie würden Sie Ihr Gefühl beschreiben?

K: Links habe ich das Gefühl, als wäre die Schulter viel weiter außen, die rechte ist normal dran. Die linke muss ich mir herholen, herziehen.

8.4.3 Aufmerksamkeit auf Details lenken

Eine detaillierte und in die Tiefe gehende Befragung kann hilfreich sein, wenn der Therapeut/die Therapeutin vermutet, dass noch Defizite in der Wahrnehmung des Körpers vorliegen.

Beispiele

- *Th: Was spüren Sie, wenn Sie die Finger öffnen und die Bewegung stoppt?*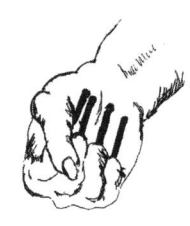
  K: Dann ist es so, als ob ganz starke Gummibänder in meinen Fingern die Bewegung stoppen. Da bräuchte ich dann ganz viel Kraft, um das auf zu bekommen (siehe Abbildung).
- *Th: Wie spüren Sie die Verbindung zwischen Ihrem Knie und dem Sprunggelenk?*
  K: Das fühlt sich an, als wäre dort ein Loch. Ich spüre das Knie und dann das Sprunggelenk, dazwischen gibt es nichts.
- *Th: Wie empfinden Sie die Beweglichkeit Ihres Oberschenkelkopfes im Hüftgelenk?*
  K: Eckig, der fühlt sich nicht rund an, wie ein unregelmäßiges Zahnrad.
- *Th: Wo befindet sich Ihre Brustwirbelsäule in Ihrem Empfinden? Eher weiter vorne Richtung Brustbein oder eher weiter hinten?*
  K: Das weiß ich nicht genau. Es fühlt sich an, als wäre dort Nebel. (Pause)
  Sie ist nicht weit genug vorne. Sie gehört weiter nach vorne.
  Th: Wenn ich Ihre Brustwirbelsäule ansehe, ist sie schon sehr weit vorne. Eine noch stärkere Wölbung nach vorne erscheint mir beim Betrachten kaum möglich.

8.4.4 Was gibt es noch wahrzunehmen?

Wahrnehmen wird als ein Konstruktionsprozess betrachtet. So kann der Klient/die Klientin zu der Erkenntnis gelangen, dass ein inneres Bild vom Körper entstanden ist, das der im Außen wahrnehmbaren Realität nur zum Teil entspricht. Im nächsten Schritt kann das innere Bild wieder verändert werden.

Beispiel
- *Th: Sie haben beschrieben, dass Sie links keine Knochen spüren. Tatsächlich hat sich die Knochenstruktur Ihres linken Armes nicht verändert. Haben Sie eine Idee, wie Sie Ihre Knochen wieder spürbar machen können?*
  K: Ich könnte mal ausprobieren, das Skelett, das Sie mir gezeigt haben, in meinen Arm „hineinzubeamen" – damit der Arm wieder Knochen zur Verfügung hat.

8.4.5 Finden der noch nicht wahrgenommenen Informationen

Die Fragestellung ist: Welche Informationen müssen deutlicher wahrgenommen werden, damit sich ein „inneres Bild", das der Realität näher kommt, zeichnen lässt? Der Therapeut/die Therapeutin kann z.B. durch Fragen bestimmte Aspekte bewusster machen, die Bewegung führen oder direkte Informationen geben.

Beispiele
- *Th: Bitte bewegen Sie noch einmal Ihr Knie, um herauszufinden, wo Ihr Gelenk während der Bewegung ist.*
  K: Wenn ich mich darauf konzentriere, wo es ist, ist es in der Mitte und ich brauche viel weniger Spannung und hinten habe ich keinen Schmerz mehr.
- *Th: Ich werde Ihren Unterarm bewegen, können Sie bitte Ihre Aufmerksamkeit auf den Ellenbogen richten und sich diesen so deutlich wie möglich bewusst machen.*
  K: Ich spüre jetzt so etwas wie einen Arm, jedenfalls ist es kein Brotlaib mehr. Ist der Ellenbogen dort, wo ich Ihre Hand spüre?
- *Th: Wenn Sie sich bewusst machen, dass zwischen Unterarm und Hand keine Mauer, sondern eine gelenkige Verbindung ist, können Sie dann Ihre Aufmerksamkeit weiter zur Hand und in die Finger lenken?*
  K: In die Hand jetzt schon, aber jetzt ist die Mauer bei den Knöcheln, dort steh ich an, da geht nichts weiter.
- *Th: Wenn Sie Ihren linken Mittelfinger mit Ihrem rechten vergleichen, welche Informationen bräuchten Sie rechts, damit er sich so anfühlt wie links?*
  K: Dass er nicht so schwer ist, beweglich und nicht eingesperrt.

- *Th: Können Sie diese Informationen rechts auch finden?*
  K: Der Mittelfinger wird schon leichter und er spannt viel weniger,
  dadurch habe ich das Gefühl, dass er beweglicher ist und das
  Gipsgefühl ist weg.

8.4.6 Wahrnehmen und Feedback

Innerhalb dieses Lernschrittes sollen die Klienten/Klientinnen auch angeleitet werden, den Wahrnehmungsvorgang zu überprüfen (siehe Kap. 12 „Lernschritt Feedback").

Beispiele
- *Der Klient/die Klientin soll sich das momentan wahrgenommene*
  „innere Bild" selbstständig bewusst machen.
  Th: Versuchen Sie, auch im Alltag innezuhalten, um sich bewusst zu
  machen, wie Sie in diesem Moment die Hand wahrnehmen.
- *Der Klient/die Klientin lernt, das bewusst gemachte Bild mit dem der*
  nicht betroffenen Seite zu vergleichen.
  Th: Vergleichen Sie Ihre Wahrnehmung mit der auf der anderen Seite.
- *Der Klient/die Klientin verändert das „innere Bild" selbstständig,*
  indem er /sie die Aufmerksamkeit auf das beabsichtigte Bild oder
  Gefühl konzentriert.
  Th: Konzentrieren Sie sich auf das Gefühl, das Sie zu spüren
  beabsichtigen, und vergleichen Sie bitte immer Ihre Erwartung mit
  dem Gefühl, das im Moment zurückkommt.

Zum Ausprobieren

Bitte denken Sie an einen Ihrer Klienten/eine Ihrer Klientinnen. Das Empfinden welches Körperteils interessiert Sie besonders? Bitte formulieren Sie zwei bis drei konkrete Fragen, um die subjektive Realität, das „innere Bild" des Klienten/der Klientin zu erfahren.

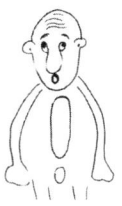

9 Lernschritt Erkennen – Suchen und Finden von Bewegungsinformationen

Zur Einstimmung

Denken Sie an die Bewegungen des Aufstehens. Stehen Ihre Beine meist parallel oder in Schrittstellung?

9.1 Kurzgefasst

9.1.1 Erkennen in der Literatur …

Beim Erkennen findet ein Abgleich statt, ob das aktuelle Wahrnehmen mit einem früheren Gedächtnisinhalt in Beziehung gesetzt und identifiziert werden kann oder ob es sich um völlig neue und unbekannte Reize handelt. Erkennen und Wiedererkennen werden als komplexe Leistungen betrachtet, die aufgrund von vielfältigen Verbindungen im neuronalen Netzwerk zustande kommen (Letzel 2003).

9.1.2 … und beim Bewussten Bewegungslernen

Der Lernschritt Erkennen bezieht sich auf das Abrufen, Erkennen und WiederErkennen früherer bewusster oder unbewusster Bewegungserfahrungen. Können diese nicht aktiv abgerufen werden, werden den Klienten/Klientinnen Informationen angeboten, um Bewegungsabläufe neu kennenzulernen (KennenLernen). Die Informationen werden mit dem aktuellen Wahrnehmen in Verbindung gesetzt, um anschließend Bewegungszusammenhänge abzuleiten (WiederErkennen).

9.2 Wissens-Wertes aus der Literatur

9.2.1 Bewegungserfahrungen und deren Abruf

Bewegungserfahrungen beruhen vielfach auf unbewusstem Lernen in den ersten Lebensjahren. Heel (2006a) beschreibt, dass Kinder Bewegungen vorerst unbewusst entdecken und lernen. Diese Entwicklung fasst er mit den Begriffen erfahren, erproben, integrieren und verändern zusammen. Die Bewegungserfahrungen als Kleinkind bilden die Basis für Bewegungslernen zu einem späteren Zeitpunkt, z.B. in der Schule.

Explizites und prozedurales Gedächtnis
Die Art und Weise, wie frühere Erfahrungen abgerufen werden können, steht mit der Art der Gedächtnisinhalte in Zusammenhang. Goldenberg (2007) verwendet in Bezug auf Gedächtnis die Begriffe explizites und prozedurales Gedächtnis. Beim expliziten Gedächtnis sind sowohl die Gedächtnisinhalte als auch deren Abruf bewusst. Im Gegensatz dazu fehlt ein **Bewusstsein** für im prozeduralen Gedächtnis gespeicherte Inhalte, die sich meist auf motorische Fertigkeiten (wie z.B. Schuhband binden, aus einer Flasche trinken) beziehen. Der Abruf dieses (motorischen) Wissens ist in der Lernphase an die Situation gebunden, in der es erlernt wurde. In der späteren Phase der **Automatisierung** erfolgt der Abruf sehr rasch und ohne bewusste Kontrolle. Ein und derselbe Inhalt kann sowohl im prozeduralen als auch im expliziten Gedächtnis gespeichert sein bzw. er kann vom expliziten Gedächtnis ins prozedurale Gedächtnis übergehen, wenn die Fertigkeit automatisiert wurde (Goldenberg 2007).

Explizite Gedächtnisleistungen werden in die Phasen der Informationsaufnahme, der dauerhaften Speicherung im Langzeitgedächtnis sowie in den bewussten Abruf aus dem Langzeitgedächtnis unterteilt (Thöne und Cramon 1999; Lurija 1996).

Der **Abruf von Gedächtnisinhalten** wird nicht als einfacher, passiver Prozess gesehen, sondern als vielschichtiger und aktiver Vorgang (Lurija 1996). Irrelevante Tätigkeiten zwischen dem Zeitpunkt des Einprägens und des Abrufens können den Zugriff auf zuvor gespeicherte Informationen hemmen (Goldenberg 2007). Der Abruf kann in Teilbereiche unterteilt werden: das Wiedererkennen von bereits Wahrgenommenen, die Zuordnung zu bekannten Erfahrungen und das aktive Wiederfinden von früheren Wissensinhalten (Goldenberg 2007; Chapparo und Ranka 2009).

9.2.2 Erkennen von Bewegungszusammenhängen
Um den Klienten/Klientinnen **Bewegungsinformationen** zu vermitteln, werden verschiedene Vorgehensweisen beschrieben. Informationen können visuell, auditiv und propriozeptiv angeboten werden. Perfetti (2006) bezieht bei Schlaganfallpatienten/Schlaganfallpatientinnen die nicht be-

troffene Seite zum Einholen von Informationen mit ein. Videoaufnahmen, Filme, Bilder, Bildreihen und Modelle zum Thema Bewegen werden von Mayer et al. (2003) verwendet, um notwendige Bewegungsinformationen für ein mentales Gehtraining zu liefern. Das Angebot von Hochstenbach und Mulder (1999) umfasst außerdem das Vorzeigen an anderen Personen und das bewusste Mitspüren, wenn das Bewegen passiv geführt wird. Franklin (2008) bietet Bewegungsinformationen vorwiegend in Bildern an, bei denen Bewegungen mit Metaphern aus anderen Lebens- und Vorstellungsbereichen verbunden sind. Eine Verbindung der angebotenen Informationen mit emotionalen Erlebnissen erleichtert ebenfalls die Informationsaufnahme und in weiterer Folge das Abspeichern.

Birkenbihl (2007a) betont, dass eine bewusst wahrgenommene und begriffene Information eine **gut konstruierte Information** ist. Diese kann dann später wieder neu konstruiert, also re-konstruiert werden. Die Qualität der Konstruktion bestimmt daher die Qualität der späteren Rekonstruktion.

Knoblich und Öllinger (2005) beschreiben, dass (eingeengtes) Vorwissen Einsichten verhindern kann. Erst wenn eine Problemstellung anders als bisher gesehen wird, führt diese neue Sichtweise zu einem **Aha-Erlebnis** und einem Zuwachs von Wissen.

9.3 Merk-Würdiges beim Bewussten Bewegungslernen

Beim Bewussten Bewegungslernen wird festgestellt, ob Klienten/Klientinnen aktiv frühere **Bewegungserfahrungen** wiedererkennen und abrufen können. Erweist sich dieser Vorgang als unzureichend, werden die Klienten/Klientinnen unterstützt, koordiniertes und physiologisches Bewegen kennenzulernen.

Im Dialog wird ermittelt, welche **Bewegungserinnerungen** die Klienten/Klientinnen beim Bewegen abrufen und ob andere überlagernde Informationen das Bewegen beeinflussen. In Bereichen, wo Erinnerungen fehlen bzw. nicht selbstständig abgerufen werden können, unterstützen Therapeuten/Therapeutinnen das Erkennen und Wiedererkennen, indem sie **Abrufhilfen** anbieten.

Das Wissen um Bewegen wird dem **prozeduralen Gedächtnis** zugeordnet. Dieses Bewegungswissen kann aber auch im **expliziten Gedächtnis** gespeichert sein, vor allem, wenn es neu erlernt wird. Daher werden Strategien des Lernens, wie sie beim Erlernen expliziter Wissensinhalte verwendet werden, für das Bewegungslernen übernommen. Mit fortschreitender Automatisierung werden Bewegungsabläufe im prozeduralen Gedächtnis gespeichert.

Um das KennenLernen und WiederErkennen von Bewegungszusammenhängen zu unterstützen, werden den Klienten/Klientinnen **Informationen über die Anatomie** des Körpers sowie über **biomechanische Grundlagen** und Gesetzmäßigkeiten angeboten. Die Erklärungen sind klar, einfach und verständlich zu formulieren. Um diese Informationen nachvollziehbar zu machen, können sie analytisch oder bildhaft angeboten werden. Der Bezug zum eigenen Körper soll unmittelbar hergestellt werden.

Informationen sollen so dargeboten werden, dass die Klienten/Klientinnen durch **eigene Schlussfolgerungen** zu dem gewünschten Ergebnis kommen. Das Anbieten von Informationen und das Herausfordern eigener Erkenntnisse sollen daher in einem ausgewogenen Verhältnis stehen. Auch wenn das gewünschte Ergebnis einmal erreicht wurde, können Wiederholungen notwendig und sinnvoll sein, um das Gelernte zu festigen.

Die Klienten/Klientinnen müssen die Bereitschaft haben, in den eigenen Körper hinein zu spüren, um frühere Bewegungserinnerungen zu aktivieren. Im Falle von nicht zielführenden Erinnerungen sollen sie neue Informationen aufnehmen und verarbeiten. Sie sollen, soweit möglich, selbst Bewegungszusammenhänge erkennen, erfassen und überprüfen.

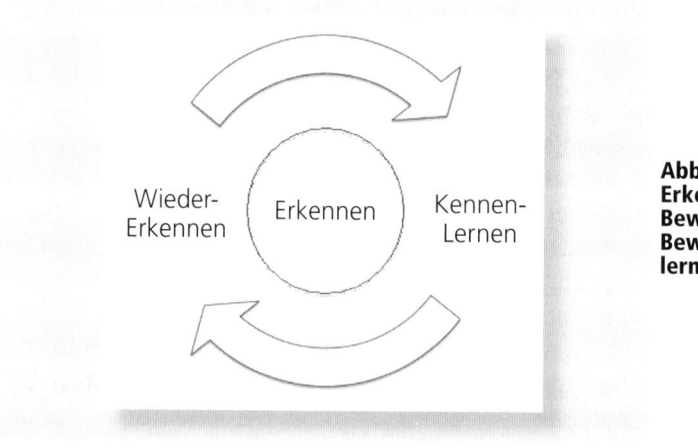

Wieder-
Erkennen

Erkennen

Kennen-
Lernen

**Abbildung 11:
Erkennen beim
Bewussten
Bewegungs-
lernen**

9.4 Therapie-Gestaltung

9.4.1 WiederErkennen durch freies Abrufen

Fragen sollen klären, auf welche Bewegungserfahrungen Klienten/Klientinnen spontan zugreifen, wenn sie sich bewegen.

Beispiele

- *Th: Sie möchten die Hand vom Tisch auf den Schoß legen. Was glauben Sie, wohin muss die Bewegung starten? K: Nach unten (siehe Abbildung).*
- *Th: Sie möchten den Fuß von der Fußstütze auf den Boden stellen. Was glauben Sie, wohin muss die Bewegung starten? K: Nach unten.*
- *Th: Sie möchten die Finger strecken. Wo vermuten Sie am Unterarm die Muskulatur, die die Finger streckt? K: An der Unterseite!*

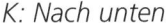

9.4.2 WiederErkennen mit Abrufhilfen
Alltagssituationen vorgeben

Um Bewegungserfahrungen abzurufen, können Alltagssituationen vorgegeben werden, die die Klienten/Klientinnen in der Vorstellung oder tatsächlich ausführen.

Beispiele

- *Th: Wie haben Sie die Hand bewegt, wenn Sie nach einem Glas greifen wollten? Haben Sie die Finger zuerst geöffnet oder geschlossen?*
- *Um die Außenrotation in der Hüfte erkennbar zu machen, fragt der Therapeut/die Therapeutin: Th: Wie haben Sie das Bein bewegt, wenn Sie im Schuhgeschäft einen neuen Schuh von allen Seiten anschauen wollten? (siehe Abbildung)*

Informationen von der nicht betroffenen Seite einholen

Die Klienten/Klientinnen werden angeleitet, Informationen von der nicht betroffenen Seite einzuholen.

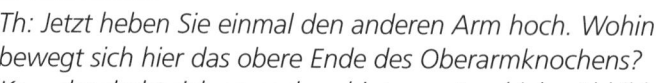

Beispiele

- *Th: Wenn Sie Ihren rechten Arm hochheben: Wohin bewegt sich das obere Ende des Oberarmknochens?*
  K: Nach oben.
  Th: Jetzt heben Sie einmal den anderen Arm hoch. Wohin bewegt sich hier das obere Ende des Oberarmknochens?
  K: ... der dreht sich so nach ... hinten unten (siehe Abbildung).
- *Therapiesituation bei einem Klienten/einer Klientin mit Hemiparese*
  Th: Imitieren Sie die Stellung des Handgelenks möglichst genau auf der nicht betroffenen Seite. Sobald Sie dasselbe Gefühl empfinden, lösen Sie bitte die Spannung. Nehmen Sie diese Veränderung wahr und speichern Sie den Vorgang.

WiederErkennen durch Vergleichen

Die Therapeuten/Therapeutinnen können das Bewegen beobachten oder erspüren, um es in weiterer Folge zu analysieren. Sie zeigen dann zwei Bewegungsvarianten und lassen die Klienten/Klientinnen herausfinden, auf welche Weise die Bewegung stattgefunden hat. Wenn die Klienten/Klientinnen den Bewegungsablauf identifiziert haben, wird gemeinsam analysiert und Veränderungsmöglichkeiten werden gesucht.

Beispiele

- *Nach einem Gegenstand greifen:*
  Variante 1: Der Therapeut/die Therapeutin greift einen Gegenstand von oben mit einer Palmarflexion im Handgelenk.
  Variante 2: Er/sie greift seitlich mit Dorsalextension im Handgelenk.
- *Gehen:*
  Variante 1: Der Therapeut/die Therapeutin geht mit innenrotiertem Femur.
  Variante 2: Er/sie geht mit außenrotiertem Femur.

9.4.3 KennenLernen von Bewegungszusammenhängen
Anatomisch-strukturelle Informationen

Mit den Klienten/Klientinnen werden anatomische Grundlagen der benötigten Körperteile besprochen. Zur Veranschaulichung können Darstellungen im Anatomieatlas, Skelettteile oder Modelle verwendet werden.

Beispiele
- *Dem Klienten/der Klientin wird anhand des Anatomieatlasses die Struktur des Beckenbodens vermittelt. Er/sie stellt einen unmittelbaren Bezug zum eigenen Körper her.*
- *Der Klient/die Klientin befühlt einen Skelett-Beckenknochen und sucht im eigenen Körper die für die Therapie relevanten Stellen, wie z.B. Beckenkamm, Sitzbeinhöcker oder Schambeinast.*
- *Das Schulterblatt wird aus Papier nachgeformt. Der Klient/die Klientin sucht im eigenen Körper relevante Bezugspunkte.*

Gelenksbezogene Informationen
Die Klienten/Klientinnen werden anhand einfacher Funktionsmodelle mit biomechanischen Prinzipien vertraut gemacht.

Beispiele
- *Funktionsweise, wenn die konvexe Gelenksfläche bewegt wird: Ein Ball wird in einer Schale gedreht.*
- *Funktionsweise, wenn die konkave Gelenksfläche bewegt wird: Die Schale wird um den Ball herum bewegt.*
- *Rotation der Wirbelkörper: Ein Ring wird um einen Stab gedreht.*

Muskelfunktionsbezogene Informationen
Informationen über Muskelarbeit und muskuläres Zusammenspiel werden den Klienten/Klientinnen vermittelt.

Beispiele
- *Funktionsweise einzelner Muskeln, z.B. Fächermuskel*
- *Zusammenspiel von Agonisten und Antagonisten, z.B. anhand zweier Gummibänder*
- *Unterschied zwischen Dehnen der Muskulatur und exzentrischer Muskelaktivität*

Informationen über Bewegungsqualitäten und -abläufe
Die Klienten/Klientinnen werden über Bewegungsqualitäten wie den Ort und die Richtung einer Bewegung, die zeitliche Abfolge von Bewegungen und deren Reihenfolge informiert. Diese Informationen können verbal angeboten oder vorgezeigt werden. Für die Klienten/Klientinnen ist es eine zusätzliche Information, wenn eine Bewegungsausführung am The-

rapeuten/an der Therapeutin erspürt werden kann. Der bereits beschriebene Vorgang der Variantenauswahl kann auch für das Neulernen von Bewegungen herangezogen werden, wobei die Unterschiede analysiert werden.

Beispiele
- *Th: Um die Hand vom Tisch auf den Schoß zu legen, muss die Bewegung nach oben starten.*
- *Th: Um den Fuß von der Fußstütze auf den Boden zu stellen, startet die Bewegung nach oben.*
- *Beispiel Vorzeigen und Erspüren*
  Der Therapeut/die Therapeutin demonstriert die Bewegung des Humeruskopfes beim Hochheben seines/ihres eigenen Armes. Der Klient/die Klientin erspürt zuerst das Absenken des Oberarmkopfes nach hinten unten und führt dann den Arm des Therapeuten/der Therapeutin. Sobald diese Bewegungsanleitung korrekt geführt wurde, hebt der Klient/die Klientin den eigenen Arm hoch.
- *Beispiel Varianten*
  Der Therapeut/die Therapeutin weist beim Greifen nach einem Gegenstand auf die Stellung des Unterarmes und auf die Stellung des Handgelenkes hin. Der Klient/die Klientin soll die Unterschiede erfassen lernen.

9.4.4 Bildhafte Vorgehensweisen

Zur Vermittlung von Bewegungsinformationen können Bilder verwendet werden. Der Tänzer und Bewegungspädagoge Franklin (2008; 2007) bietet diesbezüglich ein vielfältiges Repertoire. Bewegungsbilder, die Klienten/Klientinnen frei assoziieren, werden bevorzugt aufgegriffen. Das Formen neuer Bewegungsbilder benötigt viel Zeit. Die Lernatmosphäre soll zum Erforschen und Experimentieren einladen.

Beispiele
- *Das Schlüsselbein ist als Schlüssel dargestellt und kann auch wie ein Schlüssel gedreht werden.*
- *Es wird das Bild eines Heißluftballons verwendet: Der Brustkorb ist der luftgefüllte Ballon, der nach oben strebt. Das Becken stellt den Korb mit den Gewichten dar, der nach unten sinkt.*

- *Stellen Sie sich vor, Ihr Arm ruht auf einem mit Luft gefüllten Kissen im Wasser. Der Arm wird durch den Auftrieb des Wassers nach oben getragen.*

9.4.5 Erkennen und Feedback

Innerhalb des Lernschrittes sollen die Klienten/Klientinnen auch angeleitet werden, den Erinnerungsvorgang zu überprüfen. Sie können Rückmeldung im eigenen Körper suchen oder es wird Feedback von außen gegeben (siehe Kap. 12 „Lernschritt Feedback").

Beispiele
- *Der Klient/die Klientin soll selbstständig sein/ihr aktuelles Bewegen mit den „intakten" Erinnerungsbildern vergleichen.*
  Th: Sie haben ein Bewegungsbild von früher wachgerufen. Bitte vergleichen Sie in den therapiefreien Zeiten selbstständig, ob die neue Bewegung diesen früheren Erfahrungen entspricht oder nahe kommt.
- *Der Klient/die Klientin lernt, die neue Bewegungsinformation mit der nicht betroffenen Seite zu vergleichen.*
  Th: Sie haben gelernt, die Bewegungen mit der nicht betroffenen Seite zu vergleichen. Bitte führen Sie diesen Prozess selbstständig fort.
- *Der Klient/die Klientin schreibt das neu Erlernte als Erinnerungshilfe für den täglichen Gebrauch auf.*
- *Der Klient/die Klientin wiederholt das Erlernte so, als würde er/sie es einer Bekannten erklären oder vorzeigen.*

Zum Ausprobieren

Bitte denken Sie an einen Ihrer Klienten/eine Ihrer Klientinnen und an ein Gelenk, das bei ihm/ihr besonders betroffen ist. Formulieren Sie, wie Sie ihm/ihr die Funktionsweise des Gelenkes klientengerecht vermitteln.

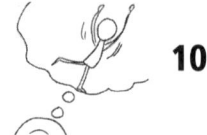

10 Lernschritt Planen – Gestalten der bewegten Zukunft

Zur Einstimmung

Stellen Sie sich möglichst genau vor, wie Sie einen Luftballon fangen. ... Danach fangen Sie in der Vorstellung einen Medizinball. Gab es Unterschiede? Wenn ja, welche?

10.1 Kurzgefasst

10.1.1 Planen in der Literatur ...

Wenn Menschen mit einem Problem konfrontiert sind, für das es keine fertige Lösung gibt, findet ein Planungsprozess statt. Dieser Planungsprozess setzt sich aus mehreren Stadien zusammen: Im Vorfeld werden impulsive Reaktionen unterdrückt. Es folgt eine Analyse der Aufgabenbedingungen und Aufgabenkomponenten, wobei die wichtigsten Aufgabenmerkmale identifiziert werden. Aus verschiedenen Lösungsvarianten wird eine ausgewählt und ein allgemeiner Plan wird entwickelt. Zur Umsetzung dieses Plans müssen geeignete Taktiken und Strategien gefunden werden. Den Abschluss des Planungsprozesses bildet der mentale Vergleich, ob die erreichten Ergebnisse mit den ursprünglichen Aufgabenbedingungen übereinstimmen (Lurija 1996).

10.1.2 ... und beim Bewussten Bewegungslernen

Der Lernschritt Planen umfasst die kognitive Vorbereitung von Bewegen. Die Klienten/Klientinnen stellen sich dabei die angestrebte Bewegung bildhaft vor oder verbalisieren den Bewegungsablauf Schritt für Schritt. Anhand der Beschreibung der Klienten/Klientinnen können Bewegungspläne transparent gemacht werden. Die Pläne werden hinsichtlich möglicher Alternativen oder Bewegungshindernisse wie, z.B. Schmerzen oder Tonuserhöhungen, analysiert. In der Planungsphase können noch Veränderungen vorgenommen werden.

10.2 Wissens-Wertes aus der Literatur

10.2.1 Bewegungsplanung/Handlungsplanung

Das von Chapparo und Ranka (2009) entwickelte PRPP System (siehe Kap. 3 „Modelle & Kompetenzen") gliedert den Planungsprozess von Handlungen in die kognitiven Bereiche Handlungsentwurf, Handlungsablauf und Überprüfung des Handlungsplanes. Chapparo und Ranka (2009) unterteilen dabei nicht in einen handlungs- und einen bewegungsspezifischen Plan. Wissel (2004) verdeutlicht diesen Zusammenhang zwischen Handlung und Bewegung. Er geht davon aus, dass eine Idee zu einer Handlung (= Handlungsplan) vor der Ausführung in einen Bewegungsplan übersetzt wird.

10.2.2 Erstellen eines Bewegungsplanes

Der Planungsprozess einer Bewegung findet in vielen bewegungspädagogischen Bereichen wie z.B. Sport, Tanz oder Therapie Beachtung. Als mögliche Mittel werden „**bildhaftes Vorstellen**" und „**Verbalisieren**" beschrieben. Es werden dabei je nach Autor/Autorin unterschiedliche Begriffe sowohl für den Gesamtprozess als auch für die angewandten Vorgehensweisen verwendet.

Ausgehend von bereits vertrauten Bewegungsmustern wird der Planungsprozess im Sport als **mentales Training** beschrieben. Das Erlernen von Bewegungen auf mentalem Weg funktioniert nur dann, wenn man mit der trainierten Bewegung Vor- und Eigenerfahrung hat. Möglichst lebhafte bildliche Vorstellungen und/oder das Verbalisieren des Bewegungsablaufes fordern das Bewegen. Beim Verbalisieren wird der Bewegungsplan in einzelne Sequenzen unterteilt und Schritt für Schritt formuliert (Eberspächer 2007).

Bewegungen setzen sich aus **Bewegungsparametern** wie z.B. Kraft, Geschwindigkeit, Beschleunigung, zeitliche Koordination, Bewegungsrichtung oder Bewegungsziel zusammen (Spaulding 2005; Heel 2006a; Umphred 2000). Vor allem im Sport finden diese einzelnen Bewegungsparameter besondere Beachtung (Eberspächer 2007).

Beim Tanz ist **Imagination** die Fähigkeit, sich eine Bewegung, ein Ereignis oder eine Situation im Jetzt oder in der Zukunft vorzustellen. Es werden dabei Bewegungsbilder oder Metaphern aus verschiedenen Lebensbereichen verwendet (Franklin 2008).

Eine weiterführende Hypothese vertritt Berthoz (1996), derzufolge auch unbekannte, noch nie durchgeführte Bewegungen mental ausprobiert werden können. Das Zentralnervensystem ist in der Lage, die Lösung einer motorischen Aufgabe zu simulieren. Die Simulation wird durch die Fähigkeit zu imaginieren erzielt.

Den Prozess, bei dem alle Kenntnisse, die der Lösung einer Aufgabe dienen, aktiviert und organisiert werden, bezeichnet Perfetti (2006) als **mentale Repräsentation**. Es gibt dabei keine fixen, unveränderbaren Repräsentationen, vielmehr werden immer wieder neue Bilder geschaffen. Um dieses Ziel zu erreichen, verwendet er unter anderem die motorische Imagination, bei der es verschiedene Unterteilungen gibt. Bei der internen Imagination „schlüpft" die Person in der Vorstellung in ihren Körper hinein und spürt das Bewegen so, als würde sie es aktiv ausführen. Manchen Personen ist es jedoch nicht möglich, vorweg eine interne Imagination zu aktivieren. Ihnen kann als Vereinfachung eine visuelle oder externe Imagination angeboten werden. Die Person soll sich wie in einem Spiegel „von außen" beim Bewegen zusehen. Die visuelle (externe) Imagination soll nach Möglichkeit in eine interne Imagination umgewandelt werden.

10.2.3 Antizipation der Bewegung

Bewegen bewirkt unter anderem Stellungsänderungen der einzelnen Körperabschnitte zueinander, Veränderungen in den einzelnen Gelenken, Veränderung muskulärer Spannungen. Dadurch sind weitere motorische Reaktionen notwendig, um z.B. das Gleichgewicht zu erhalten (Schellhammer 2002). Daher berechnet das Zentralnervensystem voraussichtliche Veränderungen sowohl bezüglich des Bewegungsziels als auch bezüglich des Verlaufs der Bewegung vor der Ausführung der Bewegung (Antizipation der Bewegung). Diese **vorberechneten Veränderungen** und Informationen werden mit den tatsächlichen Veränderungen und Informationen nach der Bewegungsausführung im Rahmen eines Soll-Ist-Abgleichs miteinander verglichen (Laube 2004).

Für den vollständigen Plan einer Bewegung greift das Zentralnervensystem also nicht nur auf bereits bekannte Bewegungserfahrungen zurück, sondern generiert auch Informationen aus einer Antizipation der geplanten Bewegung. Ein vollständiger Bewegungsplan kann erst entstehen, wenn die **Konsequenzen des Bewegens** abgeschätzt wurden (Schellhammer 2002).

Das Antizipieren von Bewegungen wird auch durch das aktuell im Körper gespürte Erlebte und durch **Emotionen** beeinflusst. Die Absicht, das Angenehme im Körper zu entdecken, erleichtert weiches, fließendes und effizientes Bewegen. Beim Bewegen spielt es auch eine Rolle, ob Bewegungen als vertraut empfunden werden. So können sich lange verwendete Bewegungs- und Haltungsgewohnheiten als „richtig" anfühlen. Neue, koordinierte Muster werden hingegen als „unrichtig" interpretiert. Die Lernenden benötigen Zeit, nicht nur um die Bewegungen, sondern auch die damit verbundenen Gefühle zu akzeptieren und zu verändern (Franklin 2007).

10.3 Merk-Würdiges beim Bewussten Bewegungslernen

Der Planungsprozess von Handlungen nach Chapparo und Ranka (2009) wird für den **Planungsprozess von Bewegungen** modifiziert übernommen. Der Bewegungsplan wird vor dem Bewegen erstellt. Er beinhaltet die Komponenten Bewegungsentwurf, Bewegungsablauf und Überprüfung des Bewegungsplanes. Das bewusste Antizipieren der Bewegung vor der tatsächlichen Bewegungsausführung wird in diesen Planungsprozess integriert.

Der Bewegungsplan kann mittels **Imagination** (= bildhaftes Vorstellen) oder mittels **Verbalisieren** entworfen werden. Klienten/Klientinnen werden unterstützt, Informationen aus den anderen Lernschritten in den Plan mit einzubeziehen. Aufgabe der Therapeuten/Therapeutinnen ist es, den Prozess des Planens und Neuverknüpfens von Informationen so verständlich wie möglich zu machen. Sie sollen Verständnis dafür wecken, dass die gewünschte Bewegung vor der tatsächlichen Ausführung im Kopf vom Bewegungsstart bis zum Bewegungsende imaginiert oder verbalisiert werden kann, so als würde das Bewegen tatsächlich stattfinden. Das Bewegen kann sowohl bezüglich des Bewegungsgefühls als auch bezüglich des Bewegungsziels vorbereitet werden.

Die Klienten/Klientinnen kombinieren die gewonnenen Informationen aus den vorangegangenen Lernschritten Wahrnehmen und Erkennen zu einer neuen Bewegungskomposition. Andere mögliche **Bewegungsvarianten** sollen geschaffen und zuerst mental ausprobiert werden. Die Klienten/Klientinnen sollen bewusst andere, neue Lösungen für das Bewegen finden und mittels der Imagination oder des Verbalisierens vor der Ausführung für sich überprüfen. Damit wird auch ein internes Feedbacksystem aufgebaut, auf das ohne Fremdhilfe zurückgegriffen werden kann (siehe Kap. 12 „Lernschritt Feedback").

Für viele Klienten/Klientinnen sind Bewegungsplanung, Imagination oder das Verbalisieren von Bewegungen **ungewohnt** und fremd. Sie sind gewohnt, Bewegungen sofort auszuprobieren, ohne sich vorher Gedanken über Aspekte wie z.B. Bewegungsrichtungen, Abläufe oder Kraftdosierung zu machen. Für geschulte Klienten/Klientinnen kann das mentale Trainieren eine **zusätzliche Übungsmöglichkeit** sein.

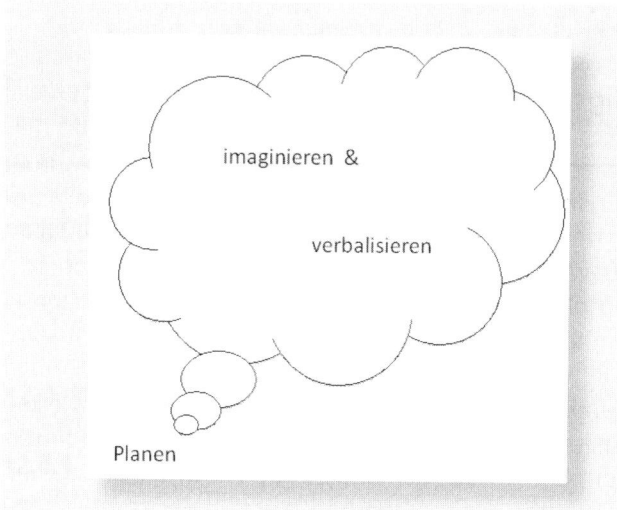

imaginieren &

verbalisieren

Planen

Abbildung 12: Planen beim Bewussten Bewegungslernen

10.4 Therapie-Gestaltung

10.4.1 Bewegungsplanung erfragen und anleiten

Im Dialog wird der Bewegungsplan verbalisiert. Genaue Beschreibungen des Bewegungsplanes sind für viele Klienten/Klientinnen schwierig. Es ist hilfreich, wenn sie zu Beginn nur kurze Sequenzen mental simulieren. Die Aufmerksamkeit kann in diesem Fall auf wesentliche Aspekte, die neu geplant werden sollen, gelenkt werden.

Beispiele
- *Th: Wie stellen Sie sich die Bewegung „Hand zum Mund" vor?*
  K: Keine Ahnung, darüber habe ich noch nie nachgedacht. Dass sie gut wird.
  Th: Wenn Sie die Bewegung beginnen – welcher Teil des Armes

bewegt sich zuerst?
K: Der Schultergürtel geht nach oben.
*Th: Sie haben gerade vorhin erkannt, dass der Schultergürtel
eigentlich nicht bewegt wird. Wie würden Sie die Bewegung neu
planen, um diese Erkenntnis mit einzubauen?*
*K: So, dass der Schultergürtel zuerst ruhig bleibt und nur meine Hand
nach oben kommt – ich im Ellbogen bewege.*
Th: Können Sie sich die Bewegung so vorstellen?
*K: Wenn ich mich sehr auf meine Hand
konzentriere, dann schon (siehe Abbildung).*

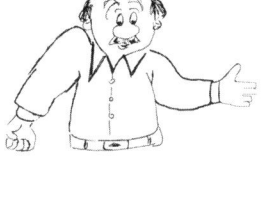

- *Th: Wenn Sie sich das Bewegen des
  Oberkörpers nach vorne vorstellen, wo
  planen Sie den Bewegungsstopp?*
  K: Bis jetzt gar nicht …
  Th: Was passiert dann in der Vorstellung?
  K: Ich falle nach vorne.
  Th: Können Sie sich ein sanfteres Bewegungsende vorstellen?
  K: Dann muss ich mich aufs Stoppen konzentrieren.

10.4.2 Überprüfen und Vergleichen des Bewegungsplanes – Feedback

Nach der Planungsphase wird die Bewegung ausgeführt und die Klienten/
Klientinnen erhalten den Auftrag, die Ausführung mit dem Plan zu vergleichen. Stimmen gewisse Details nicht mit der Planung überein, werden
diese erneut mental simuliert und im Plan korrigiert.

Hierbei lernen die Klienten/Klientinnen ein eigenes Feedbacksystem
aufzubauen (siehe Kap. 12 „Lernschritt Feedback").

Beispiel
- *Th: Hat die Bewegung für Sie mit Ihrer Vorstellung übereingestimmt?*
  K: Bis zu dem Zeitpunkt, wo die Bewegung blockiert hat.
  *Th: Schauen Sie sich diese Bewegungsphase bitte noch einmal in
  Ihrer Vorstellung an, was passiert an diesem Bewegungspunkt?*
  K: Die Bewegung blockiert auch hier, so als ob dort eine Sperre wäre.

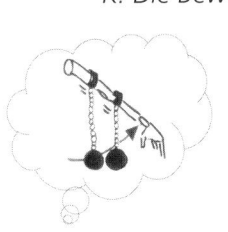

  Th: Wie reagiert der Körper auf diese Sperre?
  *K: Er versucht, mit Kraft über die Sperre zu kommen,
  dann verkrampft der Arm und ich kann nicht weiter
  bewegen.*
  *Th: Das heißt, dass diese Sperre schon im Plan vorhanden
  ist.*

Können Sie sich die Bewegung frei und flüssig bis zu Ihrem Bewegungsziel vorstellen? (siehe Abbildung)

10.4.3 Korrekturen im Plan

Lösungen für einen neuen Plan zu finden, ist für Klienten/Klientinnen allein nicht immer gleich möglich. Ein im Moment nicht veränderbarer Plan kann zeigen, dass die Bewegung zu diesem Zeitpunkt noch eine Überforderung darstellt. Manchmal werden auch Defizite im Wahrnehmen oder auf der Erinnerungsebene beim Planen deutlich und machen ein Weiterarbeiten auf diesen beiden anderen Ebenen nötig (siehe Kap. 8 „Lernschritt Wahrnehmen" und Kap. 9 „Lernschritt Erkennen").

Werkzeuge, die beim Neuplanen verwendet werden können:

Vergleich

Der funktionierende Plan kann auf der nicht betroffenen Seite simuliert und mit dem noch nicht zufriedenstellenden Plan verglichen werden. Dadurch können die Unterschiede in den Plänen deutlicher erkannt werden und die nötige Veränderung wird klarer.

Beispiel

- *K: Ich weiß nicht, wie ich die Hand und die Finger halten muss, damit Schnipsen funktioniert.*
  Th: Was ist der Unterschied auf der linken Seite, was machen Sie dort anders?
  K: Ah, es ist die Hand, ich halte dort das Handgelenk ganz anders.
  Th: Können Sie sich die Bewegung so rechts vorstellen?
  K: Ja. Es funktioniert auch tatsächlich, dann fühlen sich die Finger auch ganz anders an, das pelzige Gefühl von vorher ist jetzt nicht mehr vorhanden.

Metaphern

Mithilfe von Metaphern können Bewegungsvorstellungen auf konkrete, bekannte Bilder übertragen und so in eine klarere Form gebracht werden.

Beispiel

- *Th: Was könnte in Ihrer Vorstellung das Öffnen der Finger noch leichter machen?*
  K: (der/die bereits Erfahrungen mit dem Bewussten Bewegungslernen gemacht hat) Ich stelle mir

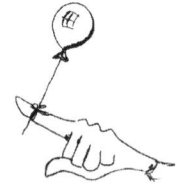

Luftballons vor, die an meinen Fingerspitzen angebunden sind, dann schweben die Finger in die Höhe (siehe Abbildung).

10.4.4 Antizipation von Bewegung

Während der Planungsphase können die Klienten/Klientinnen dazu aufgefordert werden, das zu erwartende Bewegungsgefühl vorwegzunehmen und beim Bewegen darauf zu achten. Die Klienten/Klientinnen können sich auch das Bewegungsziel bzw. einzelne Parameter der Bewegung im Vorhinein bewusst machen, um dann während des Bewegens diese Einzelheiten bewusst zu suchen.

Beispiele

- *Th: Woran würden Sie erkennen, dass das Bewegen jetzt so verlaufen ist, wie Sie es machen wollten?*
  K: Es müsste angenehm und leicht gehen und vom Anfang bis zum Ende in einem Zug durchgehen.
  Th: Können Sie sich vorstellen, dass sich das Bewegen so angenehm und leicht anfühlt?
  K: Das ist neu, bis jetzt hat sich alles immer steif und schwer angefühlt, aber es stimmt, das Bewegen mit dem anderen Arm fühlt sich leicht an, so möchte ich auch links bewegen können.
- *Th: Sie haben nun beschrieben, dass Sie, wenn Sie sich vorstellen aufzustehen, das Gefühl haben, dass das Knie durch den Druck vom restlichen Körper von oben zusammengedrückt wird. Das verleiht Ihnen ein Gefühl der Sicherheit und Stabilität. Stehen Sie nun auf und suchen Sie dieses Gefühl, während Sie aufstehen und danach im Stehen.*

Zum Ausprobieren

Denken Sie an einen Ihrer Klienten/eine Ihrer Klientinnen mit einer schmerzhaften Bewegungseinschränkung. Wie finden Sie heraus, ob die Schmerzen bereits in der Bewegungsplanung einbezogen sind?

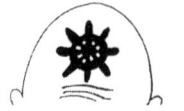 **11** **Lernschritt AnSteuern –**
Bewegen im Hier und Jetzt

11.1 Kurzgefasst

11.1.1 AnSteuern in der Literatur ...

Für das Zustandekommen von Bewegung werden bewegungsrelevante Informationen über efferente Bahnen zu den Erfolgsorganen, der Muskulatur, geschickt. Der Bewegungsablauf wird passend zur Bewegungsidee und zur Bewegungsplanung an die Muskulatur weitergegeben. Um den ständigen Veränderungen (z.B. Muskeltonus, Gelenksstellungen) während des Bewegens gerecht zu werden, bedarf es einer kontinuierlichen Anpassung dieser an die Muskulatur geschickten Informationen (Lurija 1996).

11.1.2 ... und beim Bewussten Bewegungslernen

Der Lernschritt AnSteuern umfasst einerseits die bewusste innere Kontaktaufnahme mit einem zu bewegenden Körperteil (= „Ansteuern"). Andererseits werden beim anschließenden „Steuern" während des gesamten Bewegens kontinuierlich Bewegungsimpulse gesendet. Beide Prozesse sind miteinander verbunden und werden als „AnSteuern" bezeichnet. Sie ermöglichen fließendes und sich an Veränderungen anpassendes Bewegen.

11.2 Wissens-Wertes aus der Literatur

Nachdem ein Bewegungsplan festgelegt ist, werden Impulse für spezifische Bewegungsmuster ausgesendet. Die Bewegung muss eingeleitet werden und dann in einer kontrollierten Art während des gesamten Bewegens ablaufen (Wissel 2004).

Das Lexikon der Medizin (Zetkin und Schaldach 1999) beschreibt Bewegungen als das Ergebnis eines komplexen Zusammenspieles zwischen verschiedenen Gehirnstrukturen und dem Bewegungsapparat, wobei dem Willen eigentlich nur der Start des Bewegens unterliegt.

In der Literatur werden häufig **beobachtbare und messbare Parameter** von Bewegungen beschrieben: z.B. Position, Kraft, Geschwindigkeit, Beschleunigung, zeitliche Koordination, Bewegungsrichtung oder Genauigkeit, Umgebungsfaktoren, Anzahl der Bewegungen, Komplexität, zeitliche Kontinuität, Rhythmus (Spaulding 2005; Heel 2006b; Umphred 2000). Die Autoren/Autorinnen beschreiben nicht, wie diese Komponenten im Falle eines Bewegungsverlustes oder einer Bewegungseinschränkung wieder aktiviert werden können.

Das PRPP-System analysiert kognitive Fähigkeiten zur Durchführung von Handlungen. Im Perform-Quadranten werden motorische Anteile einer Handlung wie **Initiation**, **Fortführung** und **Kontrolle** einer Bewegung detailliert beschrieben (Chapparo und Ranka 2009).

11.3 Merk-Würdiges beim Bewussten Bewegungslernen

Das AnSteuern wird vor allem mit neurologischen Klienten/Klientinnen erarbeitet; es kann aber auch bei Personen mit orthopädischen Fragestellungen bedeutsam sein. Das AnSteuern wird durch verbale und taktile Anleitungen im Dialog unterstützt.

Am Beginn des Bewegens bedarf es einer **gezielten Kontaktaufnahme** (= Ansteuern) mit dem Körperteil, der bewegt werden soll. Diese Kontaktaufnahme ist ein bewusster Prozess, bei dem durch gerichtete Aufmerksamkeit eine innere Verbindung vom Gehirn zum Körperteil hergestellt wird. Impulse (wie z.B. das antizipierte Bewegungsgefühl) werden **kontinuierlich gesendet** (= Steuern), um koordinierte Bewegungen zu ermöglichen. Dabei werden verschiedene Komponenten, wie z.B. das Starten und Stoppen von Bewegungen, das gleichmäßige, kontinuierliche AnSteuern von Bewegungen, die zeitliche Abstimmung der Bewegungsimpulse, das koordinierte gleichzeitige AnSteuern mehrerer für das Bewegen nötiger Körperteile oder die Anpassung an veränderte Gegebenheiten, berücksichtigt. Je nach Individualität des Klienten/der Klientin werden verschiedene Schwerpunkte gesetzt. Der Vorgang des AnSteuerns erfordert Konzentration und Aufmerksamkeit.

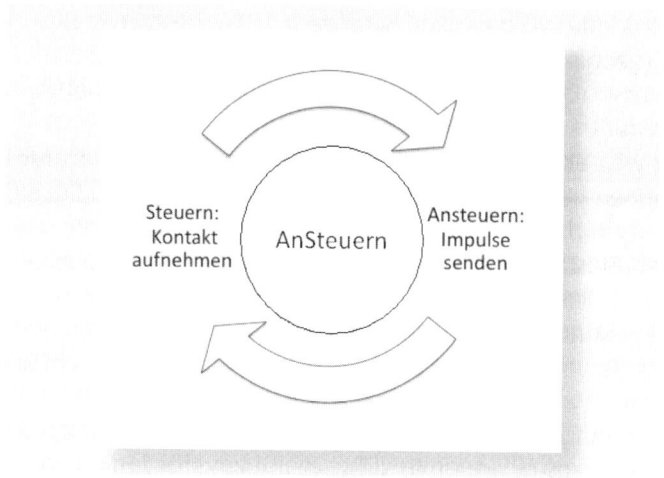

Abbildung 13: AnSteuern beim Bewussten Bewegungslernen

11.4 Therapie-Gestaltung

11.4.1 Mit einem Körperteil Kontakt aufnehmen

Die Klienten/Klientinnen werden aufgefordert, mit dem Körperteil, den sie bewegen möchten, bewusst Kontakt aufzunehmen. Die Therapeuten/Therapeutinnen lassen sich beschreiben oder zeigen, ob und wieweit dies möglich ist.

Beispiele
- *Der Klient/die Klientin hat eine rechtsseitige Hemiparese.*
  Th: Ist Ihre Aufmerksamkeit jetzt bei dem rechten Arm oder auf der linken Seite?
  K: Links.
  Th: Bitte versuchen Sie es noch einmal und nehmen Sie mit Ihrem rechten Arm Kontakt auf.
- *Th: Sie haben soeben mit Ihrem rechten Arm Kontakt aufgenommen. Ist diese Kontaktaufnahme bis zu den Fingerspitzen gelungen, oder*

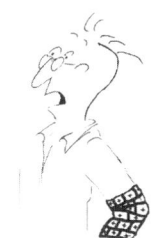

hat sie früher gestoppt?
K: Ich konnte nur bis zum Ellbogen kommen.
Th: Bitte nehmen Sie noch einmal Kontakt auf und
sagen Sie mir dann, ob Sie bei dem zweiten Versuch
weiter Richtung Hand kommen. Falls ja, sagen Sie mir
wie weit (siehe Abbildung).

11.4.2 Senden von Bewegungsimpulsen

Die Klienten/Klientinnen erhalten einen kurzen Überblick über anatomische und physiologische Grundlagen. Um einen Körperteil zu bewegen, werden sie angeleitet, Impulse an diesen Körperteil zu senden. Die Klienten/Klientinnen bestimmen die Bewegungsrichtung, das Bewegungsausmaß und die Auswahl weiterer Bewegungsparameter wie zeitliche Abstimmung, Kraft oder Geschwindigkeit.

Klientengerechte Darstellung von anatomischen/physiologischen Grundlagen

Die Klienten/Klientinnen werden in einer vereinfachten Weise mit dem Verlauf und der Funktionsweise von Nerven und Nervenbahnen vertraut gemacht. Dafür werden zum Teil Vergleiche aus dem Alltag verwendet.

Beispiele

- *Th: Die Nervenbahnen verlaufen vom Gehirn zu Ihren Fingern. Stellen Sie sich diese Bahnen als Autobahn vor und schicken Sie Ihr Fahrzeug – den Bewegungsimpuls – vom Gehirn los. Es soll seinen Zielort (die Finger) auch wirklich erreichen (siehe Abbildung).*

- *Th: Lassen Sie Wärme oder einen Lichtstrahl vom Gehirn über das Rückenmark zu den bewegenden Muskeln fließen. Wenn diese/dieser dort angekommen ist, starten Sie die Bewegung.*

- *Th: Wir haben soeben besprochen, dass Sie einen Impuls vom Gehirn zu Ihrem Körperteil senden. Außerdem haben Sie auf der linken, nicht betroffenen Seite erspürt, wie es sich anfühlt, wenn Sie den Arm bewegen: so als würde der Arm durch die Luft schweben und einen Luftzug erzeugen. Bitte senden Sie jetzt dieses Bewegungsgefühl an Ihren rechten Arm.*

Auswahl einzelner Körperbereiche

Die Klienten/Klientinnen können einen Körperteil auswählen und bewegen. Die Therapeuten/Therapeutinnen erspüren mit den Händen, welcher Körperteil ausgewählt wurde und geben entsprechende Rückmeldung.

Beispiel
- *Th: Sie legen Ihre Fingerkuppen an meine. Ich möchte erkennen, welchen Finger Sie ansteuern, um ihn zu bewegen.*
  Der Klient/die Klientin steuert den Mittelfinger an. Der Therapeut/die Therapeutin erspürt einen Bewegungsimpuls.
  Th: Ich spüre den Bewegungsimpuls im Mittelfinger. Wollten Sie den bewegen?
  K: Ja.

Auswahl einzelner Bewegungsparameter

Die Klienten/Klientinnen bestimmen selbst, welche Bewegungsparameter für die folgende Bewegungsausführung im Vordergrund stehen sollen, z.B. können sie sich auf die Bewegungsrichtung oder die Bewegungsgeschwindigkeit konzentrieren. Diese Komponenten wurden zuerst im Plan festgelegt, um während des Bewegens auch so angesteuert und ausgeführt zu werden. Um eine Überforderung der Klienten/Klientinnen zu vermeiden, kann zu Beginn vereinbart werden, dass nur ein Bewegungsparameter mit einbezogen wird.

Bei allen folgenden Beispielen erspürt der Therapeut/die Therapeutin die tatsächlich ausgeführte Bewegung und den Bewegungsparameter und hinterfragt, ob die Bewegung der Absicht des Klienten/der Klientin entsprochen hat.

Beispiele
- *Bewegungsrichtung:*
  Th: Sie haben die Bewegung im Handgelenk gewählt. Bitte bewegen Sie die Hand entweder nach oben oder nach unten. Ich möchte erkennen, wohin Sie bewegen.
- *Bewegungsende:*
  Th: Bitte bewegen Sie bis zu Ihrem geplanten Bewegungsende. Ich möchte dieses Bewegungsende erspüren können.
  Der Klient/die Klientin führt eine Dorsalextension aus.
  Th: Ich habe die Bewegung gespürt, bis die Hand waagrecht ist.

Wollten Sie das so, oder wollten Sie die Hand weiter bewegen?
K: Ich wollte höher hinauf.
Th: Beim Neuerlernen kommen immer wieder Bewegungsstopps vor,
obwohl die Bewegung noch nicht zu Ende ist. Senden Sie so lange
Bewegungsimpulse, bis Sie Ihr gewünschtes Bewegungsende erreicht
haben.

- *Zeitliche Abstimmung:*
  Th: Halten Sie für den Händedruck Ihre Finger so lange geöffnet,
  bis Sie die Berührung mit der anderen Hand spüren. Erst danach
  schließen Sie die Finger.
- *Geschwindigkeit/Beschleunigung:*
  Th: Bitte legen Sie fest, ob/wann Sie schnell oder langsam bewegen
  möchten. Ich möchte erkennen, wofür Sie sich entschieden haben.

11.4.3 AnSteuern mehrerer Körperbereiche und/oder Bewegungsparameter

Mit zunehmendem Funktionsrückgewinn können die Anforderungen an
die Klienten/Klientinnen komplexer gestaltet werden. Es können mehrere Körperbereiche angesteuert werden oder die vorhin genannten Parameter werden kombiniert. Die Aufmerksamkeit der Klienten/Klientinnen
muss auf das AnSteuern mehrerer Bewegungsparameter oder Körperbereiche gerichtet werden.

Beispiele
- *Körperbereiche:*
  Th: Verwenden Sie einen Teil Ihrer Achtsamkeit darauf, den
  Oberkörper stabil zu halten. Bewegen Sie danach/gleichzeitig den
  Arm nach oben.
- *Bewegungsparameter:*
  Th: Bitte legen Sie Ihre Fingerkuppen an meine. Ich möchte erkennen,
  welchen Finger Sie ansteuern, in welche Richtung und wie weit Sie
  ihn bewegen.

11.4.4 Anpassen an veränderte äußere Gegebenheiten

Um auf Umwelteinflüsse adäquat reagieren zu können, ist der sensomotorische Regelkreis in seiner Komplexität gefordert. Durch Veränderungen
von Bodenbeschaffenheiten, Änderungen des Weggefälles oder Ähnliches ist der Körper gefordert, z.B. durch Ausgleichsbewegungen oder

Schwerpunktverlagerungen ständig Anpassungen durchzuführen. Zur Schulung dieser Anpassungen können bewegliche Therapiegeräte oder Alltagssituationen verwendet werden.

Beispiele
- *Therapiekreisel:*
  Th: Bitte halten Sie die Platte des Therapiekreisels möglichst waagrecht und verwenden Sie einen Teil Ihrer Achtsamkeit für das Stabilisieren Ihrer Wirbelsäule.
- *Die Hand liegt auf einer Platte, auf deren Unterseite eine halbe Holzkugel befestigt ist und sich frei in alle Richtungen bewegen lässt.*
  Th: Ich lege auf die Platte unterschiedliche Gewichte. Bitte steuern Sie Ihre Hand so an, dass Sie die Platte immer wieder waagrecht einstellen können.
- *Gehen über unebene Bodenbeschaffenheiten:*
  Th: Sie haben gelernt, dass Ihr Beckenboden auf Druck reagiert. Wenn Sie spüren, dass Sie beim Gehen auf unebenem Boden unsicher werden, weil Ihr Bein tiefer einsinkt, als Sie erwartet haben, aktivieren Sie Ihren Beckenboden.

11.4.5 AnSteuern und Feedback

Die Klienten/Klientinnen werden angeleitet, den Erfolg des AnSteuerns selbst zu überprüfen. Sie sollen selbstständig erkennen, wie erfolgreich der gewünschte Körperteil und die gewünschte Bewegung angesteuert wurden (siehe Kap. 12 „Lernschritt Feedback").

Beispiel
- *Th: Ich werde beim nächsten Bewegen keine Rückmeldung geben. Bitte überprüfen Sie selbst, ob Sie den gewünschten Finger angesteuert haben.*

Zum Ausprobieren

Denken Sie an einen Ihrer Klienten/eine Ihrer Klientinnen. Welche Worte, Bilder, Metaphern möchten Sie verwenden, um ihn/sie anzuleiten, mit einem Körperteil Kontakt aufzunehmen?

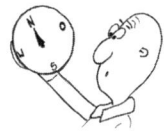

12 Lernschritt Feedback – Feststellen des Erfolges

Zur Einstimmung

Woran erkennen Sie, dass Ihre Wirbelsäule aufgerichtet ist?

12.1 Kurzgefasst

12.1.1 Feedback in der Literatur ...

Feedback ist die sensorische (Rück-) Information während und nach der Durchführung einer Bewegung und deren Interpretation im Zentralnervensystem. Feedback kann in intrinsisches (sensorisches Feedback aus dem visuellen, auditiven, propriozeptiven und/oder taktilen System) und extrinsisches (Rückmeldung durch äußere Quellen) Feedback unterteilt werden, abhängig von der Informationsquelle und -qualität (Schmidt und Lee 2005; Schmidt und Wrisberg 2008).

12.1.2 ... und beim Bewussten Bewegungslernen

Feedback wird als verbindender Lernschritt in den Bewegungslernprozess einbezogen. Einerseits werden die einzelnen kognitiven Bewegungslernschritte und das Bewegen durch extrinsisches Feedback, z.B. durch den Therapeuten/die Therapeutin, evaluiert. Andererseits wird mit gezielten Fragen das intrinsische Feedback aktiviert, bei dem der Klient/die Klientin im Inneren oder Äußeren aktiv nach Informationen sucht. Dabei findet Feedback nicht erst nach dem Bewegen statt, sondern schon während der kognitiven Vorbereitung des Bewegens: Informationen aus den einzelnen Lernschritten werden zueinander in Verbindung gesetzt und abgeglichen. Der Klient/die Klientin wird bei der Interpretation der Informationen aus den einzelnen Lernschritten und aus der Bewegungsdurchführung unterstützt.

Der Lernschritt Feedback soll Klienten/Klientinnen befähigen, den Bewegungslernprozess durch selbstständig wahrgenommenes, intrinsisches Feedback zu beobachten und die gelernte Bewegung zu evaluieren.

12.2 Wissens-Wertes aus der Literatur

12.2.1 Bewegungslernen und Feedback

Folgende Theorien zeigen die zentrale Rolle verschiedener Feedback-Formen für ein erfolgreiches Bewegungslernen.

Eine der ältesten Bewegungslerntheorien ist die „Adam's Closed Loop Theorie": Sensorisches Feedback während des Bewegens verbessert die aktuelle Bewegungsausführung, da die sensorische Information zeitgleich mit dem Bewegen ins Zentralnervensystem gelangt (Schmidt und Lee 2005). Diese Theorie räumt dem **sensorischen Feedback** während der Bewegungsausführung einen großen Stellenwert ein, vernachlässigt aber die kognitiven Vorgänge beim Bewegen und beim sensomotorischen Lernen (siehe Kap. 5 „Lernen").

In Newell's „Ecological Theory of Motor Learning" (1991) wird die kognitive Erfassung von Informationen aus der Umgebung in den sensomotorischen Lernprozess integriert. Einflüsse aus der Umwelt, die auf das Bewegen Einfluss haben, müssen vor dem Bewegen in den Bewegungsplan integriert werden. Ein Feedback im Sinne eines **Feedforward** ist sozusagen notwendig (siehe Kap. 5 „Lernen").

12.2.2 Arten von Feedback

In weiterer Folge wird die Einteilung in intrinsisches und extrinsisches Feedback näher erläutert (Schmidt und Wrisberg 2008):

- Intrinsisches Feedback: Die Bewegungslernenden suchen ohne führende und unterstützende Person nach Informationen im Inneren oder Äußeren. Im Inneren werden Veränderungen in einzelnen Körperbereichen wahrgenommen. Ebenso können Veränderungen in Bezug auf die äußere Umgebung festgestellt werden (= im Äußeren) (Schmidt und Wrisberg 2008).
- Extrinsisches Feedback: Die Information wird bewusst von außen gegeben: durch eine Person oder durch ein Gerät. Dabei kann diese Information ergebnis- oder durchführungsorientiert sein (Schmidt und Wrisberg 2008). Ergebnisorientiertes Feedback beachtet nur Informationen über das Ende der Bewegung; durchführungsorientiertes Feedback greift die Ausführung der Bewegung auf. Beide finden auf der Basis eines kognitiven Bewegungsplanes statt, der verändert und angepasst wird (Horst 2005) (siehe Abbildung 14).

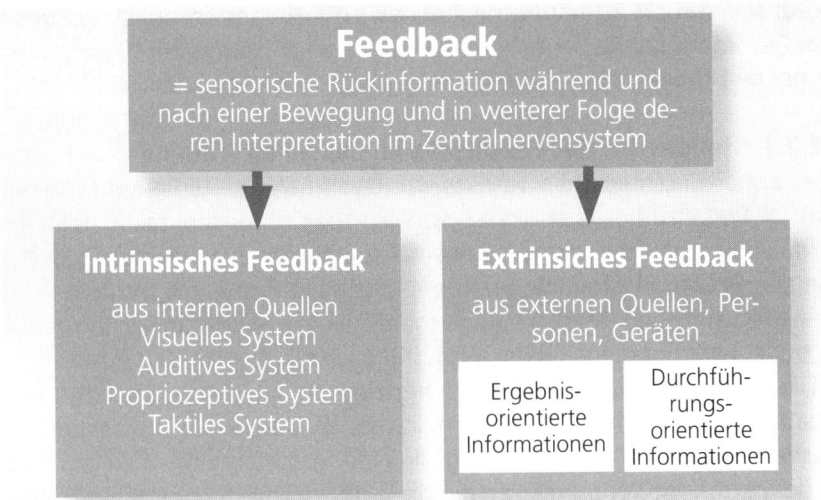

Abbildung 14: Unterteilung von Feedback

Im Bewegungslernprozess werden die beschriebenen Kategorien in unterschiedlicher Weise eingesetzt: So wird betont, dass extrinsisches Feedback notwendig ist, wenn kein Zugriff auf intrinsisches Feedback vorhanden ist bzw. wenn sensorische Informationen – z.B. durch eine Erkrankung – nicht mehr vorhanden sind (Magill 2006). In diesem Sinne soll extrinsisches Feedback als Ergänzung zu intrinsischem Feedback gegeben werden, indem der Therapeut/die Therapeutin Informationen anbietet, die nicht durch intrinsisches Feedback rekrutiert werden (können) (Shumway-Cook und Woollacott 2006).

Feldenkrais (1987) betont die Wichtigkeit extrinsischen Feedbacks und begründet dies folgendermaßen: Die individuelle Erlebniswelt und demzufolge das intrinsische Feedback können durch unterschiedlichste Erfahrungen und Erinnerungen verändert sein. Extrinsisches Feedback hat die Aufgabe, diese individuelle Erlebniswelt zu ergänzen und der „Realität" anzunähern.

Extrinsisches Feedback kann aber für Bewegungslernende auch hinderlich sein und zwar, wenn Bewegungslernende davon abhängig werden: z.B. wenn extrinsisches Feedback gegeben wurde, ohne das intrinsische Feedbacksystem zu stärken und anzuregen. Dies kann vor allem dann eintreten, wenn intrinsisches Feedback für Bewegungslernende schwierig und unklar zu interpretieren ist, dann greifen sie eher auf extrinsisches

133

Feedback zurück. Zu häufig gegebenes extrinsisches Feedback während des Bewegens kann ebenfalls zu Abhängigkeiten seitens der Bewegungslernenden führen (Magill 2006).

12.2.3 Stellenwert des Feedbacks im mentalen Training

Alle bisher beschriebenen Lernschritte (Wahrnehmen, Erkennen, Planen und AnSteuern) beziehen verschiedene Aspekte des mentalen Trainings in den Bewegungslernprozess mit ein. Mentales Training versteht sich dabei als „Bewegungstraining im Kopf", das heißt, ohne sich tatsächlich zu bewegen – im Gegensatz zu physischem Training, in dem die zu lernende/übende Bewegung auch aktiv ausgeführt wird.

Die **„psychoneuromuskuläre Theorie"** erklärt die Wirksamkeit von mentalem Training mit intrinsischem Feedback. Laut dieser Theorie kommt es während des mentalen Trainings zu einer gesteigerten Muskelaktivität in der betroffenen Muskulatur, und diese gesteigerte Muskelaktivität wird als sensorische Information an das Zentralnervensystem geschickt. Dieses intrinsische Feedback (Ist-Wert) wird im Zentralnervensystem mit der ursprünglichen Bewegungsplanung (Soll-Wert) verglichen – bei etwaigen Abweichungen kommt es zu einer Veränderung des Bewegungsplanes und in weiterer Folge zu einer Veränderung der Bewegungsausführung (Jackson et al. 2001). Obwohl diese Theorie mehrmals bestätigt wurde, indem elektromyografische Aktivitäten während des mentalen Trainings in der betroffenen Muskulatur festgestellt wurden (Bakker et al. 1996; Creelman 2003), ist sie durch andere Studien kritisiert worden: Einerseits konnten keine signifikanten EMG-Aktivitäten reproduziert werden (Mulder et al. 2004), andererseits kann durch eine Steigerung des allgemeinen Aktivierungsniveaus des Zentralnervensystems der allgemeine Muskeltonus während des mentalen Trainings steigen (Feltz und Landers 1983).

Da intrinsisches Feedback während eines mentalen Trainings also nicht immer automatisch vorhanden ist, ist extrinsisches Feedback umso entscheidender (Magill 2006). Mentales Training bzw. die kognitiven Vorgänge während des Bewegungslernens sind von sich aus aber für eine außen stehende Person nicht erkennbar. Daher ist extrinsisches Feedback nicht ohne Weiteres möglich (Grouios 1992; Diskrell et al. 1994). Um auf den positiven Effekt von Feedback nicht zu verzichten und um ein fehlerhaftes mentales Training zu vermeiden, ist es wichtig, die kognitiven Vorgänge sichtbar zu machen.

12.3 Merk-Würdiges beim Bewussten Bewegungslernen

Feedback ist ein wichtiger Faktor, der Bewegungslernen beeinflusst. Feedback kann einerseits **während des Bewegens** stattfinden und dieses dadurch sofort beeinflussen. Andererseits ist Feedback der zusammenfassende Lernschritt einer Bewegung: Feedback evaluiert das Bewegen und wirkt in weiterer Folge auf das erneute Bewegen ein. Diese Informationen, die teilweise nur unbewusst ablaufen, werden bewusst gemacht. Feedback findet dabei nicht nur **nach dem Bewegen** statt, sondern schon im Vorfeld als Feedbackschleifen **zwischen den einzelnen Lernschritten**.

Die kognitiven Vorgänge im Vorfeld und während des Bewegens sind für die Therapeuten/Therapeutinnen nicht von vornherein **sichtbar**. Um Feedback geben zu können, muss der Vorgang erst sichtbar gemacht werden. Dazu kann das Bewegen z.B. gemäß den kognitiven Vorbereitungen aktiv ausgeführt, verbal beschrieben oder an einem Modell nachgestellt werden. Für die verbale Beschreibung der stattgefundenen kognitiven Vorgänge steht das Ordnungssystem der verschiedenen Lernschritte zur Verfügung (siehe Kap. 8-12 „Lernschritte" und Kap. 7 „Dialog").

Extrinsisches Feedback wird bewusst angeboten, um den Bewegungslernprozess allgemein zu unterstützen und um **intrinsisches Feedback zu aktivieren** und zu forcieren. Dabei werden die einzelnen Lernschritte mit dem Bewegen und dem Bewegungsergebnis in Verbindung gesetzt. Extrinsisches Feedback soll in einer leicht verständlichen und wertschätzenden Form durchführungs- oder ergebnisorientiert formuliert werden. Langfristig sollen Klienten/Klientinnen unabhängig von anderen Personen herausfinden, ob die kognitive Bewegungsvorbereitung in sich abgestimmt war und das aktive Bewegen gemäß der kognitiven Bewegungsvorbereitung stattgefunden hat (= intrinsisches Feedback). Um der Gefahr einer möglichen Abhängigkeit von extrinsischem Feedback zu begegnen, sollen Klienten/Klientinnen lernen, selbstständig und selbstkritisch ein intrinsisches Feedbacksystem aufzubauen.

Die Klienten/Klientinnen sollen verschiedene Aspekte der Bewegungsvorbereitung und -ausführung miteinander verknüpfen und abgleichen lernen. Dazu müssen sie in der Lage sein, einen aktiven Wahrnehmungs- und Suchprozess zu initiieren. Sie sollen bereit sein, Feedback vom Therapeuten/von der Therapeutin anzunehmen und intrinsisches Feedback zu aktivieren.

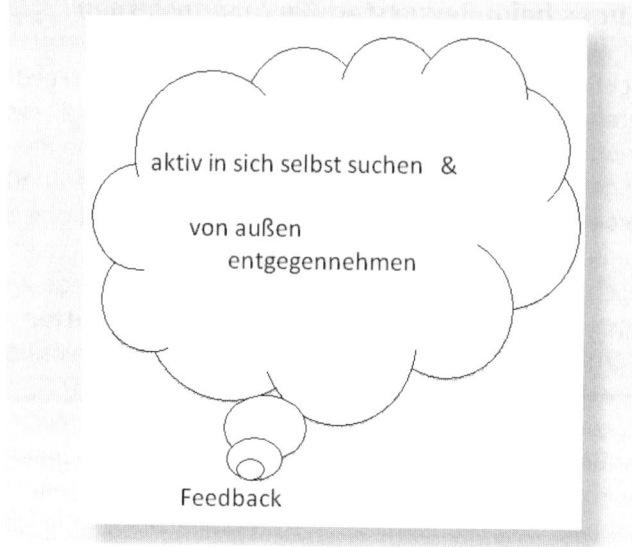

Abbildung 15: Feedback beim Bewussten Bewegungslernen

12.4 Therapie-Gestaltung

12.4.1 Schulung des intrinsischen Feedbacks

Die Therapeuten/Therapeutinnen zeigen Möglichkeiten auf, wie intrinsisches Feedback selbstständig generiert werden kann. Dabei können sie die Klienten/Klientinnen auf verschiedenste Aspekte der vorher stattgefundenen Lernschritte Wahrnehmen, Erkennen, Planen bzw. AnSteuern aufmerksam machen. Sie unterstützen die Klienten/Klientinnen bei der Interpretation der Informationen, die aus intrinsischem Feedback gewonnen wurden.

Erkennen, ob das Bewegen der Bewegungsidee entsprochen hat

Das Bewegen wird mit der Bewegungsidee und einzelnen Aspekten der kognitiven Vorbereitung verglichen.

Beispiele

- *Th: Wir haben vorher gemeinsam festgestellt, dass bei einer Beckenaufrichtung die Krümmung in der Lendenwirbelsäule verringert wird. Soeben haben Sie Ihr Becken aufgerichtet – Wie fühlt sich Ihre Lendenwirbelsäule jetzt an?*

136

K: Anders ...
Th: Können Sie dieses neue Gefühl beschreiben?
z.B. fühlt sich Ihre Lendenwirbelsäule nun
gekrümmt oder gerade an?
K: Ich spüre die Lendenwirbelsäule nicht gerade,
aber etwas weniger gekrümmt als vorher.
Th: Entspricht die aktuelle Wahrnehmung Ihrer
Lendenwirbelsäule Ihren Vorstellungen?
K: Teilweise (siehe Abbildung).

- *Th: Während Sie das Knie strecken: Wo spüren Sie aktive Muskulatur?*
  K: Am ganzen Oberschenkel.
  Th: Spüren Sie aktive Muskulatur an der Oberschenkelvorderseite
  oder -rückseite?
  K: An der Vorder- UND Rückseite.
  Th: Nehmen Sie die Aktivität an der Oberschenkelvorderseite gleich
  wahr wie an der Oberschenkelrückseite?
  K: Nein ... An der Rückseite spüre ich ein Ziehen. An der Vorderseite
  auch ein Ziehen, aber anders.
  Th: Die Oberschenkelvorderseite muss sich bei der Kniestreckung
  aktiv kontrahieren, das heißt zusammenziehen. Die
  Oberschenkelrückseite hingegen muss sich bei der Kniestreckung
  aktiv verlängern. Daher spüren Sie auch Aktivitäten an beiden Seiten
  des Oberschenkels, aber eben mit einem gewissen Unterschied.
  Vergleichen Sie diese soeben besprochenen Empfindungen mit den
  Informationen aus Ihrer Erinnerung bzw. Ihres Bewegungsplancs!

- *Th: Soeben drehen Sie den rechten Oberschenkel nach rechts außen.*
  Fällt es Ihnen von Anfang bis zum Ende der Bewegung gleich leicht?
  K: Am Anfang habe ich leichte Anlaufschwierigkeiten, und gegen
  Ende wird die Bewegung etwas zäh.
  Th: Kann ich das so interpretieren, dass es Ihnen am Anfang und
  am Ende der Bewegung schwerer fällt, die aktive Muskulatur
  anzusteuern?
  K: Ja ...
  Th: Versuchen Sie nun vor allem am Beginn und am Ende der
  Bewegung aufmerksam Ihre Muskulatur anzusteuern, damit der
  Bewegungsfluss erhalten bleibt.

Aufzeigen von möglichen Feedbackschleifen

Intrinsisches Feedback kann über verschiedene sensorische Kanäle erfolgen. Diese verschiedenen Zugänge können vom Therapeuten/von der Therapeutin aufgezeigt werden und so den Klienten/die Klientin bei der Interpretation der aus den verschiedenen sensorischen Kanälen gewonnenen Informationen unterstützen.

Beispiele

- *Th: Wie fühlt sich Ihre Lendenwirbelsäule jetzt an, nachdem Sie das Becken aufgerichtet haben?*
  K: Wesentlich länger.
  Th: Diese Länge entsteht durch ein Drehen des Beckens. Ihre Lendenwirbelsäule wird etwas verlängert, während Sie an der Bauchseite den Abstand zwischen Bauchnabel und Schambein etwas verkürzen.
- *Th: Sie liegen auf dem Rücken und haben mit aufgestellten Beinen soeben das Becken aufgerichtet. Wie fühlt sich Ihre Lendenwirbelsäule jetzt an?*
  K: So, als wäre sie zum Boden hin gewölbt.
  Th: Wäre Ihre Lendenwirbelsäule zum Boden hin gewölbt, müssten Sie mehr Druck in diesem Bereich spüren. Tun Sie das?
  K: Nein.
- *Th: Sie sollten nun den Oberschenkel nach außen drehen. Damit dieses Bewegen vorwiegend im Hüftgelenk stattfindet, können Sie Ihre Hände auf das Becken legen, um zu kontrollieren, dass es sich nicht mit bewegt. Die Hände haben dabei aber nicht die Aufgabe, das Becken festzuhalten, sondern nur zu spüren, ob das Bewegen stattfindet oder nicht.*
- *Th: Woran erkennen Sie, dass Sie beim Hochheben des Schultergürtels Richtung Ohr die Halswirbelsäule stabil gehalten haben?*

12.4.2 Vermitteln extrinsischen Feedbacks

Ist der Klient/die Klientin nicht in der Lage, intrinsisches Feedback selbst zu aktivieren, kann es durch extrinsisches Feedback angeregt werden. Dabei gibt der Therapeut/die Therapeutin nach dem Bewegen zu verschiedenen Aspekten der Bewegungsausführung Rückmeldung. Langfristig soll der Klient/die Klientin von extrinsischem Feedback unabhängig werden und eigenverantwortlich und selbstständig sein Bewegen evaluieren.

Durchführungsorientiertes extrinsisches Feedback

Die Therapeuten/Therapeutinnen geben Informationen zum Bewegen, indem sie z.B. die Flüssigkeit des Bewegens, das verwendete Kraftausmaß, die verwendete Muskulatur, die Mitbeteiligung anderer Gelenke beim Bewegen beschreiben. Dabei können sie auf verschiedenste Aspekte der vorher stattgefundenen Lernschritte aus Wahrnehmen, Erkennen, Planen bzw. AnSteuern zurückgreifen und diese miteinander verbinden.

Beispiele

- *Th: Sie haben gerade den rechten Oberschenkel nach außen gedreht. Dabei haben Sie sich zu Beginn sehr flüssig bewegt. Am Ende ist der Bewegungsfluss ins Stocken geraten ... Außerdem haben Sie nicht nur den Oberschenkel nach außen gedreht, sondern auch das Becken. Daher hat diese Bewegung nicht nur in Ihrem Hüftgelenk stattgefunden, sondern auch in Ihrer Lendenwirbelsäule.*
- *Th: Mir ist aufgefallen, dass Sie Ihren rechten Arm so heben, als ob Sie versuchen, zusätzliche 5 kg hochzuheben. Ihr Arm hat aber wesentlich weniger Gewicht, daher brauchen Sie, um den Arm erfolgreich zu heben, auch weniger Kraft (siehe Abbildung).*
- *Th: Bei der soeben durchgeführten Kniestreckung habe ich gespürt, dass Sie nicht nur die Muskulatur an der Oberschenkelvorderseite aktiviert haben, sondern auch die Muskulatur an der Oberschenkelrückseite angespannt haben.*
- *Th: Stellen Sie sich vor den Spiegel und beobachten Sie sich, während Sie den linken und dann den rechten Arm heben! Vergleichen Sie beide Seiten im Spiegelbild!*

Ergebnisorientiertes extrinsisches Feedback

Der Therapeut/die Therapeutin verbindet das im Bewegungsplan bzw. beim AnSteuern formulierte Bewegungsziel mit dem tatsächlichen Bewegen und gibt dem Klienten/der Klientin Rückmeldung dazu.

Beispiele

- Th: Sie haben vorher festgestellt, dass Sie, wenn Sie sich mit Ihrem Arm auf Ihren Stock stützen, den Ellbogen so weit strecken müssen, bis Unter- und Oberarm in einer Linie sind. Soeben stützen Sie sich auf

Ihren Stock. Wenn Sie zu Ihrem Arm hinsehen, werden Sie erkennen, dass Ober- und Unterarm nicht in einer Linie sind.

- Th: Sie haben durch das Bewegen des Beckens das vorher vorhandene Hohlkreuz um ca. drei Viertel reduziert. Eigentlich wollten Sie es aber so weit bewegen, bis sich Ihre Wirbelsäule nach hinten wölbt.

Zum Ausprobieren

Denken Sie an einen Ihrer Klienten/eine Ihrer Klientinnen. Wie haben Sie ihm/ihr bisher vermittelt, dass das Bewegen koordiniert und erfolgreich war? Welche Strategien möchten Sie zusätzlich ausprobieren?

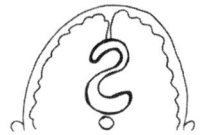

13 Modifikationen bei Personen mit kognitiven Einschränkungen – Geheimnisse des Gehirns

Zur Einstimmung

Stellen Sie sich vor, Sie können eine Körperhälfte nicht finden. Was erwarten Sie vom Therapeuten/von der Therapeutin?

13.1 Kurzgefasst

Klienten/Klientinnen mit einer Verletzung des Gehirns können auch Einschränkungen der kognitiven Fähigkeiten haben, wobei am häufigsten Aufmerksamkeits- und Gedächtnisleistungen betroffen sind. Kognitive Probleme, die einem bestimmten Gehirnareal zugeordnet werden, werden neuropsychologische Störungen genannt. Zu ihnen zählen z.B. Neglekt, Probleme der Raumwahrnehmung, Apraxie oder Aphasie. Kognitive Einschränkungen können Einfluss auf den Verlauf der Rehabilitation haben (Goldenberg 2007; Prosiegel 2006).

13.2 Wissens-Wertes aus der Literatur

13.2.1 Aufmerksamkeitsstörungen

Schädigungen des Gehirns gehen häufig mit Störungen der Aufmerksamkeit einher. Dabei wird der Begriff Aufmerksamkeit in mehrere Komponenten gegliedert: Die Alertness bezeichnet den allgemeinen Wachheitszustand einer Person, sie wird in die tonische Alertness (dauerndes Aktivierungsniveau) und phasische **Alertness** (Erhöhung der Aufmerksamkeit nach einem Warnreiz) unterteilt (Prosiegel 2006; Niemann 1999).

Vigilanz und **Daueraufmerksamkeit** benennen die Fähigkeit, die Aufmerksamkeit über einen längeren Zeitraum aufrechtzuerhalten und auf Umweltveränderungen, die in unregelmäßigen Zeitabständen auftreten, zu reagieren. So müssen z.B. bei monoton gestalteten Arbeitsabläufen bestimmte Reize zeitgerecht beantwortet werden (Niemann 1999; Prosiegel 2006).

Mit **selektiver Aufmerksamkeit** kann die Aufmerksamkeit auf bestimmte interne oder externe Reize gelenkt werden. **Geteilte Aufmerksamkeit** beachtet zwei oder mehrere dieser Reize gleichzeitig. Bei beiden Formen werden Reize, die nicht zur Aufgabenstellung passen, außer Acht gelassen. Häufig werden die Begriffe selektive Aufmerksamkeit und Konzentration synonym verwendet (Niemann 1999; Prosiegel 2006).

Das Aufrechterhalten der Aufmerksamkeit, das Fokussieren und die Selektion wichtiger Informationen erfordern Anstrengung und Energie, die nur begrenzt zur Verfügung stehen. Deshalb muss eine Auswahl getroffen werden, auf welche Reize die Aufmerksamkeit gelenkt wird (Niemann 1999). Personen mit Aufmerksamkeitsproblemen sind reduziert belastbar, sie zeigen deutliche Tagesschwankungen und können sich nicht über einen längeren Zeitraum auf eine Aufgabe konzentrieren. Sie sind leicht ablenkbar und es fällt ihnen schwer, sich auf mehrere Informationen gleichzeitig zu konzentrieren (Niemann 1999; Prosiegel 2006; Götze et al. 2005).

In der **Therapie** mit Klienten/Klientinnen, die eine Aufmerksamkeitsstörung haben, müssen verschiedene Aspekte beachtet werden. Neben wiederholtem Üben soll ausreichend Zeit zur Verfügung stehen, damit Veränderungen langsam stattfinden können. Das Anforderungsniveau und die Instruktionen sollen so gewählt werden, dass es zu keiner Überforderung kommt. Ausreichend lange Pausen unterstützen das Aufrechterhalten der Aufmerksamkeit. Auch die Wahl der optimalen Tageszeit oder Arbeitsplatzmodifikationen können eine Rolle spielen (Prosiegel 2006). An der persönlichen Leistungsgrenze kann die Aufmerksamkeit nur für kurze Zeit aufrechterhalten werden. Bei Aufgaben, die unter dieser Grenze liegen, ist es länger möglich, aufmerksam zu sein. Daher wird ein häufiger Wechsel des Anforderungsniveaus während einer Therapieeinheit empfohlen (Gobiet 1999).

13.2.2 Gedächtnisstörungen

Erhaltene Gedächtnisleistungen sind Voraussetzungen, sich an frühere Gedächtnisinhalte zu erinnern, neue Informationen zu erlernen und wieder abzurufen. Das im prozeduralen Gedächtnis gespeicherte Wissen um Fertigkeiten ist häufig weniger betroffen als sprachlich abrufbares Wissen (Prosiegel 2006).

Für die Behandlung von Klienten/Klientinnen mit Beeinträchtigungen der Gedächtnisleistung werden unter anderem folgende **Therapiericht-linien** empfohlen: Informationen, die im Gedächtnis behalten werden sollen, sollen einzeln, einfach formuliert und wenn möglich im Kontext angeboten werden. Der taktile Zugang ist dem sprachlichen vorzuziehen. Klienten/Klientinnen mit Gedächtnisproblemen sollen zu einem fehlerfreien Lernen angeleitet werden. Sie werden dabei unterstützt, eine Handlung fehlerfrei durchzuführen und zu beenden. Die Hilfestellungen können – je nach therapeutischem Zugang – verbale Anleitungen, Führen der Bewegungen oder das Imitieren einer parallel durchgeführten Handlung sein. Lernen durch Versuch und Irrtum wird nicht empfohlen. Informationen werden mit noch vorhandenen intakten kognitiven Fähigkeiten verbunden (Prosiegel 2006; Goldenberg 2007; Grimm und Habermann 2007; Hagmann und Goldenberg 1997).

13.2.3 Neuropsychologische Störungen

Für die Befunderhebung neuropsychologischer Störungen werden Klienten/Klientinnen bei dem Lösen von Aufgabenstellungen und der Durchführung von Alltagshandlungen beobachtet. Beobachtungen oder durchgeführte Messungen werden beschrieben und einem Störungsbild und der entsprechenden Lokalisation im Gehirn zugeordnet. Angaben zu neuropsychologischen Störungen basieren auf gewonnenen Testergebnissen und orientieren sich nicht an subjektiven Beschreibungen, wie der Klient/die Klientin den eigenen Körper erlebt (Götze et al. 2005; Prosiegel 2006).

Beim folgenden Skizzieren der neuropsychologischen Störungen werden Aspekte, die die Sensomotorik betreffen, besonders hervorgehoben. Umfassende Beschreibungen der Krankheitsbilder und der zugehörigen Therapieansätze können der angeführten Literatur entnommen werden.

Neglekt

Mit Neglekt wird die **Vernachlässigung der betroffenen Körper- und Raumhälfte** bezeichnet. Informationen, die von dieser Seite angeboten werden, werden nicht in die Handlung integriert. In Bezug auf die Motorik kommt es z.B. trotz vorhandener motorischer Fähigkeiten zu einem fehlenden Einsatz einer Körperhälfte. Bilaterale sensorische oder motorisch angebotene Reize werden nur einseitig beantwortet. Therapieempfehlungen basieren auf den Beobachtungen von Verhaltensweisen und umfassen unter anderem Explorationstraining, Neuroprothesen zur Stimulation von außen oder die Aktivierung des vernachlässigten Körperteiles (Kerkhoff und Schindler 1999).

Störungen der Raumwahrnehmung
Bei Störungen der Raumwahrnehmung haben Klienten/Klientinnen Schwierigkeiten, **räumliche Beziehungen** zwischen einzelnen Gegenständen zu analysieren und zu gestalten. Auch das Positionieren des eigenen Körpers in Bezug zu anderen Objekten im Raum bereitet ihnen Schwierigkeiten. Therapieempfehlungen behandeln vorwiegend das visuelle Erfassen räumlicher Gegebenheiten und alltagspraktisches Training (Goldenberg 2007; Kerkhoff und Schindler 1999).

Apraxie
Klienten/Klientinnen mit Apraxie können sowohl beim **Gebrauch ihrer Körperteile als auch beim Gebrauch von Gegenständen** beeinträchtigt sein. Die zielführende Auswahl von Körperteilen und Gegenständen, aber auch die Sequenzierung von Bewegungsfolgen und Handlungsschritten bereiten Schwierigkeiten. Ungeschickte Manipulation mit Objekten oder die fehlerhafte Ausführung von Gesten und Körperstellungen weisen auf eine Apraxie hin. Klienten/Klientinnen mit Apraxie wird bei der Therapie z.b. gezeigt, wie sie Gegenstände handhaben können (Goldenberg 2007; Prosiegel 2006).

Aphasie
Bei zentralen Sprachstörungen können die **Sprachproduktion** und das **Sprachverständnis** sowie das Schreiben und Lesen in unterschiedlichem Ausmaß beeinträchtigt sein (Götze et al. 2005; Goldenberg 2007; Prosiegel 2006). Die Therapiegestaltung soll dem Leistungsniveau des Klienten/der Klientin entsprechen. So können z.b. kurze, klare Sätze zur Anwendung kommen, die langsam gesprochen werden. Ja/Nein-Fragen erleichtern die Kommunikation; eine übermäßige Sprachproduktion muss eventuell gestoppt werden. Die Kommunikation benötigt viel Zeit und ausreichend lange Pausen (Prosiegel 2006; Schultze-Jena 2007). Der Einsatz von Gesten oder Zeichnungen kann ebenfalls hilfreich sein (Goldenberg 2007).

13.3 Merk-Würdiges beim Bewussten Bewegungslernen

Bei Klienten/Klientinnen mit Erkrankungen des Zentralnervensystems erfolgt eine individuelle Abklärung der Fähigkeiten und Bedürfnisse. Erkenntnisse der neuropsychologischen Diagnostik und diagnostischer Verfahren anderer Berufsgruppen werden berücksichtigt und für das Bewegungslernen modifiziert. Im Mittelpunkt des Interesses steht, wie der Klient/die Klientin den eigenen Körper nach einer Hirnverletzung subjektiv erlebt und ihn dementsprechend im Alltag einsetzt.

Personen mit neuropsychologischen Störungen benötigen für den Lernprozess sehr **klare und einfach strukturierte Informationen**. Das Therapieziel sollte eher klein gewählt oder in erreichbare Teilschritte aufgegliedert werden. In vielen Fällen sind die Aufmerksamkeit und das Gedächtnis beeinträchtigt und die Verarbeitung von körpereigenen Informationen und von Informationen von außen benötigt **viel Zeit**. Sinkt das Aufmerksamkeitsniveau ab, werden Pausen eingelegt. Therapieinhalte werden auf vielfältige Weise angeboten und die Anforderungsniveaus werden individuell angepasst.

Bei Klienten/Klientinnen mit **Neglekt** hinterfragt der Therapeut/die Therapeutin die **subjektive Wahrnehmung**. Die Beschreibungen des eigenen Körpers bilden die Grundlage für die weitere Therapiegestaltung. Häufig liegt der Schwerpunkt zu Therapiebeginn beim Lernschritt Wahrnehmen, um die betroffene Seite bewusst machen zu können.

Bei Störungen der **Raumwahrnehmung** fokussiert das Erlernen von Bewegungen auf das **Erkennen von Richtungen** beim Bewegungsstart und während des Bewegungsablaufes. Räumliche Beziehungen zwischen einzelnen Körperbereichen werden bewusst gemacht. Durch Bewegen hervorgerufene räumliche Veränderungen werden ebenfalls aufgegriffen und besprochen.

Die Therapiegestaltung stützt sich auch bei Klienten/Klientinnen mit **Apraxie** vor allem auf das **persönliche Erleben**. Dabei zeigt sich, dass vor allem das Lokalisieren von Körperbereichen, das Zuordnen und Erkennen von Bewegungsorten sowie das Unterscheiden und Erkennen von Bewegungsrichtungen Schwierigkeiten bereitet.

Bei einer **Aphasie** wird auf das eingeschränkte Sprachverständnis und die veränderte Sprachproduktion besonders Rücksicht genommen. Die **Kommunikation** wird entsprechend angepasst und **vereinfacht**. Bei Klienten/Klientinnen mit Aphasie werden Angehörige vermehrt über den therapeutischen Prozess informiert oder auch bei einzelnen therapeutischen Maßnahmen einbezogen.

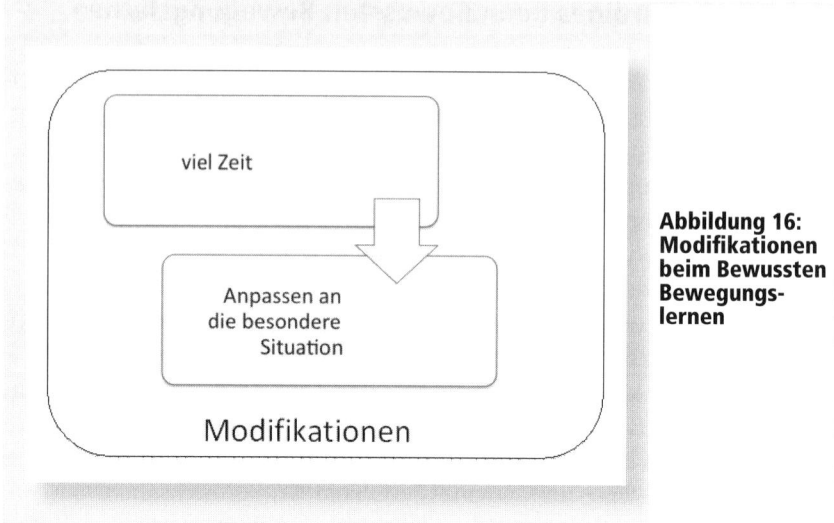

**Abbildung 16:
Modifikationen
beim Bewussten
Bewegungs-
lernen**

13.4 Therapie-Gestaltung

13.4.1 Aufmerksamkeitsstörungen

In den einzelnen Lernschritten zu arbeiten erfordert eine hohe Aufmerksamkeit, die vorwiegend auf den eigenen Körper gerichtet ist. Die meisten Klienten/Klientinnen zeigen ein großes Interesse, ihren Empfindungen nachzuspüren und anatomische und funktionelle Zusammenhänge zu erkennen. Um die Aufmerksamkeit über einen längeren Zeitraum aufrechterhalten zu können, sollen die Informationen einfach und anschaulich dargeboten werden. Die Vermittlung und Verarbeitung von Informationen benötigt viel Zeit. Der Therapeut/die Therapeutin beginnt in dem Bereich zu arbeiten, der vom Klienten/von der Klientin gut wahrgenommen werden kann und hilft mit kurzen, klaren Fragestellungen, die Aufmerksamkeit zu lenken.

Beispiele
- *Th: Bewege ich Ihren Arm oder ist er in Ruhestellung?*
- *Th: Können Sie die Berührung erkennen? Wie fühlt sich die Berührung für Sie an?*

Kann ein Klient/eine Klientin aufgrund einer niedrigen Alertness von sich aus keinen Kontakt zur Umgebung aufnehmen, gibt das Verhalten des Klienten/der Klientin oder eine Veränderung der vegetativen Zeichen Aufschluss, wann Pausen eingelegt werden müssen. Häufig ist nicht feststellbar, wie viel der Klient/die Klientin sprachlich versteht. Dennoch können Bewegungsinformationen kurz und klar erklärt werden. Zusätzlich wird der Klient/die Klientin aufgefordert, die behandelten Körperbereiche oder das Bewegen zu erspüren. Sollte der Klient/die Klientin zum Therapiezeitpunkt Sprache oder Sprachteile verstehen, kann der Vorgang besser nachvollzogen werden. Werden die sprachlichen Ausführungen nicht verstanden, können dennoch andere Vorteile erzielt werden. So ruft der Therapeut/die Therapeutin das eigene Bewegungswissen auf und die Informationen, die die Hände vermitteln, werden präziser. Die Bewegungsinformationen unterstützen Angehörige und Betreuungspersonen im Bewegungsverständnis und daher auch im Umgang mit dem Klienten/der Klientin.

Beispiel
- *Die Fingergrundgelenke sollen mobilisiert werden. Um die Gelenksbeweglichkeit zu demonstrieren, wird dem Klienten/der Klientin und den Betreuungspersonen gezeigt, wie sich eine Schale um einen Ball bewegt. Anschließend werden die Grundgelenke mobilisiert.*

13.4.2 Gedächtnisstörungen

Bei Klienten/Klientinnen mit massiven Beeinträchtigungen der Gedächtnisleistungen kann jeweils nur eine kurze, wesentliche Information gegeben werden. Sie muss in einen unmittelbaren Zusammenhang mit dem Bewegen gebracht werden. Eine Kombination mit anderen Therapieformen bietet sich auch hier an. Es können z.B. Alltagshandlungen angeboten werden, bei denen oft verwendete Bewegungen am besten abrufbar sind.

Beispiele
- *Th: Bitte öffnen Sie die Finger so, als würden Sie ein Glas angreifen.*
- *Th: Bitte heben Sie die Arme so, als würden Sie einen Ball fangen.*

13.4.3 Neuropsychologische Störungen
Neglekt

Klienten/Klientinnen mit Neglekt beschreiben, dass in der inneren Repräsentation Körperbereiche wie z.B. einzelne Gelenke oder eine Körperhälfte fehlen.

Beispiel
- *Th: Bitte beschreiben Sie Ihren linken Arm.*
  K: Da ist der Oberarm und dann spüre ich wieder den Unterarm. Dazwischen ist nichts. Die Hand ist auch wieder da, dazwischen ist ein Loch.
  Th: Sie spüren also den Oberarm, den Unterarm und die Hand. Sie wissen, dass es Verbindungen in Form von Gelenken gibt, die aber im Moment nicht in Ihrem Gehirn repräsentiert werden. Wie könnten Sie versuchen, wieder eine Verbindung herzustellen?
  K: Das weiß ich nicht.
  Th: Ich mache Ihnen einige Vorschläge: Manche Klienten/Klientinnen lassen einen Lichtstrahl durchfließen, anderen hilft es, sich das Bewegen zwischen den Körperteilen, die sie spüren, vorzustellen. Wieder andere gehen auf der nicht betroffenen Seite auf die Suche nach dem Gefühl, das ihnen der Ellbogen vermittelt, und kopieren dieses auf die betroffene Seite. (Pause)
  Ist bei den Ideen eine dabei, die Ihnen helfen könnte, Ihren Ellbogen zu suchen und zu finden?
  K: Der Vorschlag mit dem Lichtstrahl gefällt mir, das probiere ich aus.

Häufig antworten Klienten/Klientinnen mit Neglekt auf die Frage, welche Gefühle sie der Körperhälfte entgegenbringen, dass sie die entsprechende Seite ablehnen.

Beispiele
- *K: Die Seite hat mich im Stich gelassen. Mit der will ich nichts mehr zu tun haben.*
- *K: Die linke Seite ist wie die unbeleuchtete Seite von einem Haus. Ich wüsste nicht, was ich dort tun soll.*
  Th: Das Gefühl stelle ich mir seltsam vor. Gibt es dort gar keinen Bereich, den Sie z.B. mit einer Taschenlampe wieder ein wenig ausleuchten möchten?

Klienten/Klientinnen mit Neglekt werden im Lernschritt Wahrnehmen angeleitet, das momentane Erleben ihres Körpers und die damit verbundenen Veränderungsmöglichkeiten zu erfahren. Diese Erkenntnisse werden bei allen anderen Lernschritten einbezogen.

Störungen der Raumwahrnehmung

Der Schwerpunkt bei diesen Klienten/Klientinnen liegt im Erkennen der Bewegungsrichtungen und der damit verbundenen räumlichen Veränderungen. Die Beziehung einzelner Körperteile zueinander und der Bezug zur Umwelt werden besonders betont.

Beispiel
- *Th: Versuchen Sie zu erkennen, in welche Richtung im Raum ich Ihren Unterarm bewege.*
  K: Von mir weg.
  Th: Können Sie auch erkennen, auf welcher Höhe, in Bezug zu Ihrem Körper, der Unterarm ist?
  K: Ich glaube auf der Höhe von meinem Bauch.

Apraxie

Klienten/Klientinnen mit Apraxie berichten häufig, dass sie Schwierigkeiten haben, die notwendigen Körperteile exakt zu lokalisieren. Auch fällt es ihnen schwer, zu differenzieren, „welcher" Körperteil „wann" „wie" und „wohin" bewegt werden soll.

Beispiele
- *Ein Klient/eine Klientin erzählt von der Zeit unmittelbar nach dem Insult:*
  K: Ich habe den ganzen Arm nicht gefunden. Ich habe gewusst, dass ich eine Hand habe, aber ich habe die Hand gleich bei der Schulter vermutet. Ich wollte den Daumen bewegen, habe aber nicht gewusst wo. (siehe Abbildung)
- *Ein Klient/eine Klientin mit Apraxie und Aphasie wird am Oberarm berührt. Die berührte Stelle soll mit geschlossenen Augen wahrgenommen werden. Eine unmittelbar folgende Berührung an der gleichen Stelle soll der Klient/die Klientin dort erwarten. Der Therapeut/die Therapeutin greift an dieselbe Stelle am Oberarm und fragt:*

149

Th: Haben Sie meine Hand hier erwartet?
K: Nein.
Th: Wo haben Sie die Berührung erwartet?
Der Klient/die Klientin zeigt auf den Schulterbereich.
Th: Aha, Ihr Körper hat Ihnen eine andere Stelle rückgemeldet als die, die ich berührt habe. Bitte schauen Sie hin. Woran können Sie erkennen, dass ich Sie hier am Oberarm berühre? (Pause) Ich bewege meine Hand jetzt von der Schulter ausgehend über Ihren Oberarm. Hilft Ihnen diese Bewegung, den Berührungsort zu erfassen?
K: Ja.
Th: Dann werde ich Sie jetzt noch einmal am Oberarm berühren und meine Hand dabei bewegen.

- *Ein Klient/eine Klientin wird beim isolierten Beugen und Strecken des Ellbogens unterstützt.*
Th: Wo hat die Bewegung soeben stattgefunden?
Der Klient/die Klientin zeigt auf das Schultergelenk.
Th: Das ist interessant, wie Ihr Körper dem Gehirn rückmeldet. Ich habe Ihren Arm im Ellbogengelenk bewegt. Bitte machen Sie sich auf die Suche nach diesem Körperteil. Bitte überlegen Sie, woran Sie die Bewegung erkennen könnten, nach der Sie suchen. (Pause) Ich möchte es auch auf der anderen Seite versuchen, um auszuprobieren, ob das Erkennen der Bewegung dort einfacher für Sie ist.

Bei Klienten/Klientinnen mit Apraxie ist das vorrangige Ziel, den Bewegungsort und/oder die Bewegungsrichtung zu erkennen und zu unterscheiden. Sie benötigen ein variantenreiches Lehrangebot, um den effizientesten Zugang zu ermitteln. Häufig sind viele Wiederholungen erforderlich.

Aphasie
Bei Klienten/Klientinnen mit Aphasie kann das Erfragen in den einzelnen Lernschritten nicht oder nur eingeschränkt stattfinden. Können Ja/Nein-Fragen beantwortet werden, wird die Art des Fragens vereinfacht. Der Klient/die Klientin bekommt jeweils zwei Antwortalternativen, von denen eine passende ausgewählt wird. Dem Therapeuten/der Therapeutin ist bewusst, dass die vorgegebenen Antwortbeispiele dem eigenen Erfah-

rungsschatz entsprechen. Ein Gespräch mit Angehörigen kann hilfreich sein, um Vorlieben und bevorzugte Ausdrucksweisen des Klienten/der Klientin zu erfahren. Ist das vorhandene Sprachverständnis nicht feststellbar, verläuft die Therapie wie bei Personen mit einer verminderten Alertness.

Beispiel
- *Th: Ich werde Ihren Arm vom Körper weg und zum Körper hin bewegen.*
  Der Therapeut/die Therapeutin bewegt den Arm vom Körper weg und zum Körper hin.
  Bitte schließen Sie die Augen und teilen Sie mir mit, in welche Richtung ich bewege.
  Der Therapeut/die Therapeutin bewegt den Arm zum Körper hin.
  Habe ich Ihren Arm weg vom Körper bewegt?
  K: Nein.
  Th: Habe ich ihn zum Körper hin bewegt?
  K: Ja.

Zum Ausprobieren

Gibt es in diesem Kapitel einen Punkt, der Ihre Sichtweise verändert hat? Wenn ja, welcher? Wie wird diese Veränderung Ihre Therapie beeinflussen?

14   Praxisbeispiele

Das Denkmodell zu Bewusstem Bewegungslernen kann in bestehende Therapieabläufe integriert werden. Es ist kein Ersatz für bewährte und bestehende Therapieverfahren, vielmehr eine Ergänzung zu diesen. Der klientenzentrierte Ansatz wird dabei besonders betont. Durch die in diesem Buch genannte Therapiegestaltung kann der Bewegungslernprozess transparent, nachvollziehbar und individuell angepasst gestaltet werden. Die Klienten/Klientinnen werden als aktive Partner/Partnerinnen im therapeutischen Prozess betrachtet.

In den folgenden Unterkapiteln wird der Einsatz der bisher erörterten Einzelschritte und Einzelkomponenten in der ergo- bzw. physiotherapeutischen Praxis anhand von drei Beispielen geschildert. Die Dialoge sind im Rahmen der Ergo- bzw. Physiotherapie in die Behandlung eingeflossen und zeigen in unterschiedlicher Weise, wie das Denkmodell angewandt werden kann.

„Frau Kugelrot" und „Herr Himmelgrün" haben eine neurologische chronische Erkrankung. Praxisbeispiel „Frau Kugelrot" gibt einen nach den einzelnen Lernschritten strukturierten Einsatz des Denkmodells wieder. Das Praxisbeispiel „Herr Himmelgrün" setzt den Schwerpunkt in der Beschreibung der Veränderungen über einen längeren Therapiezeitraum. Diese Dialoge fanden im Rahmen der ergotherapeutischen Behandlung statt.

Im Praxisbeispiel „Frau Bogen" werden Auszüge aus dem therapeutischen Prozess im Rahmen der Physiotherapie bei einer Klientin mit chronischen muskuloskeletalen Problemen beschrieben. Diese Dialoge zeigen, wie die einzelnen Lernschritte in der Therapie miteinander verknüpft werden können. Außerdem gibt dieses Praxisbeispiel eine Idee davon, wie der Dialog bei Klienten/Klientinnen ablaufen kann, die es noch nicht gewohnt sind, nach Informationen im eigenen Körper zu suchen.

14.1 Praxisbeispiel „Frau Kugelrot"

14.1.1 Therapiebeginn
Anamnese und Ausgangssituation Oktober 2004

Frau Kugelrot ist eine 54-jährige Klientin, die seit 1990 an Multipler Sklerose erkrankt ist. Die Klientin ist mit einem Rollator selbstständig gehfähig. Allerdings kommt es dabei immer wieder zu Tonuserhöhungen in den Beinen. Für längere Strecken und im Freien benutzt sie den Rollstuhl. Durch ein langsames Fortschreiten der Erkrankung hat Frau Kugelrot zahlreiche Kompensationsstrategien entwickelt. Einige Treppenstufen zu steigen, ist ihr mit beidseitigem Festhalten am Handlauf sehr mühsam möglich. Frau Kugelrot hat eine deutlich verminderte Rumpfstabilität: freies, aufrechtes Sitzen ist nur für wenige Sekunden möglich. Aus der Liegeposition aufsetzen kann sie sich nur mit Hilfe einer weiteren Person. Die Arme können nur geringe Stützfunktion leisten. Aufstehen aus dem Sitz gelingt z.B. durch Festhalten am Tisch. Die Feinmotorik ist beidseits beeinträchtigt. Es besteht eine Hypodiadochokinese. Beim Positionsversuch kommt es zum Absinken beider Arme, wobei die Handflächen nach unten drehen. Frau Kugelrot hat auch Schwierigkeiten beim Schneiden des Essens, beim Anheben eines Glases oder beim An- bzw. Ausziehen der Kleidung.

Soziales Umfeld

Frau Kugelrot wohnt gemeinsam mit ihrem Mann in einem adaptierten Einfamilienhaus (Rampe, Treppenlift ... sind vorhanden). Sie ist Trafikantin und arbeitet circa dreimal die Woche für vier Stunden in der Trafik. Sie wurde mit einem elektrisch unterstützten Rollstuhl versorgt, der ihr den Weg zur Arbeit problemlos ermöglicht. Um den Haushalt kümmert sich eine Haushaltshilfe gemeinsam mit dem Ehemann.

14.1.2 Therapeutische Begleitung

- Dauer einer Therapieeinheit: 60 Minuten
- Therapiefrequenz: einmal wöchentlich eine Therapieeinheit, mit gelegentlichen Unterbrechungen (Urlaub, Rehabilitation ...)
- Therapiezeitraum: Oktober 2004 bis Juni 2008
- Therapieort: bei der Klientin zu Hause im Rahmen eines Hausbesuches

14.1.3 Therapiezielvereinbarung

Infolge der langen Betreuung der Klientin kommt es immer wieder zu neu definierten Zielen. Außerdem ist Frau Kugelrot mittlerweile eine erfahrene Klientin im Bereich des Bewussten Bewegungslernens, wodurch sie sich an Beschreibungen ihres Körperempfindens gewöhnt hat.

- *In einer Therapieeinheit ergibt sich folgendes Gespräch:*
  Th: Guten Tag Frau Kugelrot, wie geht es Ihnen?
  Fr. K.: Diese Woche ging es mir nicht so gut. Bei meiner rechten Schulter fühlt es sich so an, als würde sich alles zusammenziehen. Das Essen, Trinken, Frisieren, alles wofür ich meinen Arm hochheben muss, ist sehr anstrengend geworden. Meist muss ich meinen Mann um Hilfe bitten.
  Th: Das hört sich so an, als sollten wir uns heute Ihrem Arm widmen.
  Fr. K.: Ja, unbedingt. Ich habe das Gefühl, dass ich die Kontrolle über meinen Arm etwas verliere. Gelegentlich kommt es zu einem „Versagen".
  Th: Wie äußert sich das?
  Fr. K.: Ich habe dann beim Hochheben des Armes das Gefühl, meine ganze Kraft anwenden zu müssen, um den Arm hoch zu bekommen. Dadurch zieht sich der Bereich der Schulter immer mehr zusammen und schließlich lässt die Kraft völlig nach und der Arm sowie die Hand sinken zurück.
  Th: Was passiert dann?
  Fr. K.: Es fallen mir diverse Gegenstände aus der Hand. Ich werde dann ungeduldig und rufe meinen Mann zu Hilfe.
  Th: Was Sie mir hier erzählen, hört sich ja schon nach einem Therapieziel für die nächsten Einheiten an.
  Fr. K.: Ja, ich möchte wieder so wie früher alleine essen können. Am Wochenende haben wir uns mit Freunden beim Heurigen getroffen und ich musste mir ständig von meinem Mann helfen lassen. Da hab ich mich geniert.

14.1.4 Therapeutischer Prozess
Wahrnehmen

Zunächst wird Frau Kugelrot ersucht, eine möglichst genaue Beschreibung zu geben, wie sich der Arm für sie anfühlt.

- *Th: Bitte teilen Sie mir mit, wie Sie Ihren Arm spüren, es geht nicht darum herauszufinden, wie die Realität ist. Ich möchte erfahren, wie Sie Ihren Arm wahrnehmen. Beginnen Sie bitte mit dem Schulterbereich und gehen Sie dann weiter in den Arm und schließlich zur Hand.*
Fr. K.: Ich habe das Gefühl, dass sich mein Arm oben zu stark in den Körper bohrt. Es zieht alles nach oben und innen. Der Arm fühlt sich für mich dadurch auch viel kürzer an. Fast so, als würde er direkt aus dem Hals herauswachsen. Wenn ich weiter nach unten spüre, dann wird mir bewusst, dass ich den Oberarm und den Ellbogen eigentlich gar nicht empfinde. Es ist, als wäre dort ein großes ovales Loch. Ich kann erst wieder das untere Drittel meines Unterarmes spüren. Das Handgelenk empfinde ich als starren, festen Übergang direkt in die Finger. Die nehme ich ziemlich locker wahr, so als ob sie ganz lose am Arm dran hängen würden.
Th: Können Sie alle Ihre Finger erspüren?
Fr. K.: Ja, nur eben ganz leicht und locker.
Th: Wenn Sie nun noch mal zurück zum Schulterbereich hin spüren, können Sie dann auch Ihr Schulterblatt empfinden?
Fr. K.: Vielleicht als etwas ganz Festes, ich kann es nicht genau sagen. Es ist etwas Festes an meinem Rücken, das mithilft, den Arm dort im Halsbereich festzuhalten.

Anhand dieser Beschreibung kann sich die Therapeutin ein gutes Empfindungsbild des Armes der Klientin machen. Sie wiederholt nun das Spürbild von Frau Kugelrot und bittet sie, zu korrigieren, sollte sie etwas missverstanden haben.

- *Fr. K.: (lacht) Wo ich Ihnen so zuhöre, da hat sich schon etwas bei mir verändert. Das Loch zwischen Schulter und Unterarm ist nun nicht mehr vorhanden. Ich spüre nun einen Übergang, der sich allerdings nicht beweglich anfühlt. Auch scheint der Arm nicht mehr aus dem Hals herausgewachsen zu sein, sondern es gibt jetzt einen kurzen Übergang vom Hals zur Schulter.*
Th: Könnten Sie nun bitte einen Abgleich der rechten mit der linken Seite machen, achten Sie dabei bitte darauf, ob Sie Unterschiede empfinden können.
Fr. K.: Links habe ich das Gefühl, dass der Arm so lang ist, wie er

immer war. Wenn ich etwas erreichen möchte, dann brauche ich meinen linken Arm nur auszustrecken und benötige kaum Kraft, um den Gegenstand an mich heranzuholen. Wenn ich jetzt genauer überlege, fällt mir auf, dass es mir schon, bevor ich im rechten Arm überhaupt bewege, zu mühsam erscheint. Ich weiß ja mittlerweile, wie viel Kraft und Anstrengung es mich kostet und wie oft es dann doch wieder damit endet, dass ich das Gewünschte nicht erreiche.

Bei dieser Beschreibung fällt auf, dass die Klientin sich bereits an das un-physiologische Bewegen gewöhnt hat und gar nicht mehr daran denkt, das Bewegen auf eine andere Art zu versuchen. Die Therapeutin möchte ihr Erinnerungsvermögen an früher aktivieren.

Erkennen
- *Th: Können Sie sich noch daran erinnern, wie Sie früher mit der rechten Hand zu einem Glas Wasser gegriffen haben? Können Sie das mit heute vergleichen und mir eine kurze Beschreibung geben?*
  Fr. K.: Das war ganz anders. Ich habe es automatisch gemacht. Mein Arm ging wie von alleine nach vorne und hoch, ich musste mich dabei kaum anstrengen. Es ist ganz komisch, jetzt, wo ich mit Ihnen darüber spreche, fühlt sich mein Arm plötzlich leichter an und er zieht gar nicht mehr da oben. Er fühlt sich auch viel wärmer an.
  Th: Was war früher anders an Ihrem Arm im Vergleich zu heute?
  Fr. K.: Ich hatte die Kontrolle, jetzt bin ich ihm oft ausgeliefert.
  Th: Möchten Sie versuchen, wieder mehr Kontrolle über Ihren Arm zu erlangen?
  Fr. K.: Ja, das wäre mir sehr wichtig.

Frau Kugelrot soll lernen, dass sie ihrem Arm nicht hilflos ausgeliefert ist. Sie soll erkennen, dass der Arm zu ihrem Körper gehört und sie ihn über ihr Gehirn zunächst bewusst und langsam auch wieder automatischer bewegen kann.

Planen
- *Th: Wenn Sie z.B. beim Essen Ihren Arm nach oben bewegen möchten, welche Gelenke Ihres Armes sind dann am Bewegen beteiligt?*
  Fr. K.: (überlegt) *Na die Schulter auf jeden Fall und sonst, na ja*

vielleicht auch die Finger.
Th: Ich mache Ihnen die Bewegung nun vor und Sie sehen mir zu und beobachten genau, welche Gelenke sich bei mir bewegen.
Fr. K.: Bitte noch einmal, da tut sich ja einiges.
Th: Ich mache es nochmals ganz langsam.
Fr. K.: Ich dachte gar nicht, dass sich da so vieles bewegt, wenn man genau hinsieht. Also, Sie haben in der Schulter bewegt, dann haben Sie auch den Ellbogen bewegt und überhaupt die ganze Hand.
Th: Sie sind eine gute Beobachterin, gehen wir nun die einzelnen Gelenke noch genauer durch, um dahinter zu kommen, welche Bewegungen dort stattfinden. Versuchen Sie zu überlegen, welche Bewegung im Schultergelenk nötig ist, um den Arm und die Hand zum Essen hoch zu bekommen.
Fr. K.: Ganz klar, da brauch' ich nicht lange zu überlegen, der Arm geht nach vorne.
Th: Ja, das ist richtig, aber was bedeutet das für Ihr Schultergelenk?
Fr. K.: Jetzt wird es komplizierter, können wir Ihr Skelett zur Hilfe nehmen?

Die Therapeutin hat ein kleines Skelett mit, um diverse Bewegungen deutlicher machen zu können.

- *Th: Sehr gerne, ich bewege seinen Arm und Sie konzentrieren sich vor allem auf das Schultergelenk und sagen mir danach, was sich dort tut.*
  Fr. K.: (zögert etwas) *Die Kugel* (damit meint sie den Humeruskopf) *dreht sich nach hinten* (wie erwähnt, Fr. Kugelrot ist schon erfahren), *also geht der Arm nach vorne.*
  Th: Ja, aber dreht sie sich wirklich nur nach hinten? Sehen Sie noch mal genau hin.
  Fr. K.: Sie haben recht, sie dreht auch so nach innen.
  Th: ... und was passiert, wenn sie so nach innen dreht? Welche Bewegung entsteht dann?
  Fr. K.: Natürlich, der Arm geht dann auch etwas zur Seite. Daran hab ich nicht gedacht, ich hab immer nur nach oben gedacht, aber er geht ja auch zur Seite.
  Th: Genau, was meinen Sie, wie weit muss er denn nach oben und zur Seite gehen, damit Sie mit Ihrer Hand zum Mund kommen?

Fr. K.: Hmm, na ja ganz schön weit. Vielleicht 50 cm.

Th: Ich mache das jetzt für Sie, ich gebe meinen Arm in etwa 50 cm nach oben und zur Seite und Sie sagen mir, ob Sie das so wollten.

Fr. K.: (lacht) Nein, auf keinen Fall, das ist viel zu weit. Aber wenn er weniger hoch kommt, dann komm ich doch nicht zum Mund, oder?

Th: Vielleicht können Sie noch ein anderes Gelenk in die Bewegung mit einbeziehen?

Fr. K.: (überlegt) Das ist jetzt wirklich nicht so leicht. Können Sie es bitte nochmals vormachen?

Th: Ja, gerne, sehen Sie mir zu.

Fr. K.: Ja, genau, ich muss auch den Ellbogen beugen.

Th: Das ist richtig, können Sie mir jetzt sagen, wie weit Sie den Arm zur Seite und nach oben bewegen müssen und wie viel Sie den Ellbogen beugen müssen, um zu Ihrem Mund zu kommen?

Fr. K.: Also, ich hebe den Arm, so nach meinem Gefühl ca. 20 cm nach oben und zur Seite, und dann beuge ich nur mehr den Ellbogen.

Th: Wie weit beugen Sie den Ellbogen?

Fr. K.: Na eben bis ich bei meinem Mund bin.

Th: Wunderbar, das haben Sie jetzt wirklich gut herausgefunden. Um einen Löffel oder ein Glas zum Mund zu bringen, müssen Sie auch noch die Bewegung im Handbereich beachten, diese möchte ich allerdings im Moment noch nicht mit Ihnen besprechen. Ich denke, Sie versuchen zunächst einmal nur, die Hand zum Mund zu bewegen. Ist Ihnen das recht?

Fr. K.: Ja, ich glaube auch, dass mir das im Moment ausreicht. Ich bin ja auch schon froh, wenn ich meinen Arm etwas leichter hoch bringe und mich nicht ständig so anstrengen muss dabei.

Th: Jetzt würde ich noch gerne von Ihnen wissen, mit wie viel Kraft Sie bewegt haben? Wenn Sie sich eine Skala von 0-10 vorstellen, wobei 0 keine Kraft wäre und 10 maximale Kraft, mit wie viel Kraft bewegen Sie die Hand zum Mund?

Fr. K.: Also, wenn ich es so mache, wie ich es früher gemacht habe, dann denke ich so ungefähr 4.

Th: Na, das hört sich ja gut an, also weit entfernt von der enormen Kraftanstrengung, die Sie noch vor Kurzem beschrieben haben.

Fr. K.: (lacht) Ja, da haben Sie recht.

Th: Können Sie bitte jetzt versuchen, sich die soeben besprochene Bewegung vorzustellen. Am besten schließen Sie die Augen.

Versuchen Sie sich wie in einem Spiegel zu beobachten, wie Sie Ihre Hand zum Mund führen. Genau in diesem Bewegungsausmaß und mit der von Ihnen festgelegten Kraftanstrengung.
Fr. K.: (schließt die Augen)

Die Klientin benötigt dazu Zeit, die Therapeutin wartet ruhig ab und möchte danach, dass Frau Kugelrot die Hand nun zum Mund bewegt.

AnSteuern

- *Fr. K.: Ja, es ist mir ganz gut gelungen. Ich habe den Arm wie früher zum Mund gebracht und es war auch nicht anstrengend.*
  Th: Fein, möchten Sie dann versuchen, die Hand auch zum Mund zu bewegen?
  Fr. K.: Ja, auf jeden Fall.
  Th: Legen Sie bitte Ihren Fokus nochmals genau auf Ihren Arm, stellen Sie eine Verbindung her vom Gehirn über das Rückenmark zum Arm. (Die Therapeutin streicht dabei mit ihrer Hand vom Kopf der Klientin über den Rücken zum Arm.) *Lassen Sie einen Lichtstrahl von Ihrem Gehirn zu Ihrem Arm fließen und stellen Sie so eine innere Verbindung her. Wenn dieser Lichtstrahl den Ort, wo Sie bewegen, erreicht hat, dann bewegen Sie.*

Die Klientin konzentriert sich und fängt an zu bewegen. Der Arm geht in einer fließenden Bewegung nach vorne oben und die Hand erreicht den Mund. Es ist ein leichtes Hochziehen des Schultergürtels bemerkbar.

Feedback

- *Fr. K.:* (strahlt) *Das war ja ganz anders, viel besser!*
  Th: Auf mich hat diese Bewegung einen sehr leichten und flüssigen Eindruck gemacht. Haben Sie sich die Bewegung so vorgestellt?
  Fr. K.: Ja, aber ich war mir nicht sicher, ob ich sie auch wirklich so machen kann.
  Th: War irgendetwas beim Bewegen, das Sie noch gestört hat?
  Fr. K.: Nein, ich bin sehr zufrieden so, es war gar nicht anstrengend, ich musste mich nur stark konzentrieren.
  Th: Ich finde, dass die Bewegung wirklich sehr harmonisch ausgesehen hat. Sie haben das wirklich gut gemacht. Ein leichtes Hochziehen des Schultergürtels konnte ich noch beobachten, können Sie das auch nachvollziehen?

Fr. K.: Das kann ich jetzt nicht genau sagen. Ich hab mich so auf das Bewegen konzentriert, wollte nur, dass der Arm ohne zu viel Anstrengung hoch geht.
Th: ... und das ist Ihnen gelungen – wunderbar!
Fr. K.: Ja, ich freu' mich wirklich auch sehr.

14.2 Praxisbeispiel „Herr Himmelgrün"

Dieses Beispiel ist in erster Linie als Spürbeispiel gedacht. Falls Sie nachempfinden wollen, wie Herr Himmelgrün seinen rechten Arm erlebt, nehmen Sie die beschriebene Position des Armes ein und behalten Sie die Stellung von Abbildung 17 (siehe Seite 163) während des Weiterlesens bei.

14.2.1 Therapiebeginn
Anamnese
Herr Himmelgrün erlitt 73-jährig im Oktober 2002 einen ischämischen Insult. Vorbestehend waren eine Arthrose im rechten Knie, die Verkürzung des rechten Beines nach einem Unterschenkelbruch um 2 cm und Arthrosen in den Daumensattelgelenken beidseits.
Im Zeitraum von 2002 bis 2008 führten Stürze zu einer Fraktur der 10. Rippe, Prellungen in der rechten Schulter und linken Hüfte sowie zu einer Absprengung am linken Ellbogen.

Soziales Umfeld
Herr Himmelgrün ist Pensionist und lebt gemeinsam mit seiner Gattin im 3. Stock eines Hauses ohne Lift.

Ausgangssituation Februar 2003
Herr Himmelgrün konnte in der Wohnung ohne Stock gehen und die Stufen mit Festhalten alleine bewältigen. Bei guten Witterungs- und Straßenverhältnissen war Herr Himmelgrün auch draußen alleine mit Stock unterwegs und benützte öffentliche Verkehrsmittel wie Bus, Straßenbahn oder U-Bahn. Bei ungünstigen Wetterbedingungen wurde er von seiner Ehefrau begleitet.
Bei Aktivitäten des täglichen Lebens war Herr Himmelgrün nur teilweise selbstständig: bei der Körperpflege und beim Anziehen benötigte er Unterstützung von seiner Gattin. Für die Handhabung des Bestecks konnte er nur die linke Hand einsetzen.

Den rechten Arm konnte er funktionell nicht einsetzen. In der Schulter bestanden von einem Sturz Schmerzen, aktiv war mit Ausweichbewegungen eine Abduktion bis 70° möglich. Sowohl Anteversion als auch Rotation im Schultergelenk waren aktiv nur mit Ausweichbewegungen abrufbar. Schultergürtel und Brustkorb führten Bewegungen nur gemeinsam aus. Ein isoliertes Bewegen war Herrn Himmelgrün in diesem Bereich nicht möglich. Im Ellbogen konnte Herr Himmelgrün nicht endgradig beugen und strecken, die Supination war bis zur Nullstellung möglich. Die Hand befand sich in Palmarflexion. Versuche, im Handgelenk zu bewegen, führten zu einer deutlichen Tonuserhöhung im Arm und einer damit verbundenen Beugung der Finger. Bei einer herabhängenden Hand war mit Daumen und Zeigefinger ein geringer Spitzgriff möglich, der aber nicht zu einer Haltefunktion verwendet werden konnte. Anstrengungen jeder Art (z.B. der Versuch, den Arm zu bewegen oder Gehen) führten zu einer Tonuserhöhung des rechten Armes bzw. zu einer Tonuserhöhung der gesamten rechten Seite.

14.2.2 Therapeutische Begleitung

- Therapiefrequenz: einmal wöchentlich mit gelegentlichen Unterbrechungen (ca. 40 Stunden pro Jahr)
  zusätzlich: einmal wöchentlich Physiotherapie
- Therapiezeitraum: Februar 2003 bis Februar 2009
- Therapieort: die Wohnung des Klienten

14.2.3 Therapiezielvereinbarung

Im Verlauf der Jahre wurden mehrere Therapieschwerpunkte gesetzt, die jeweils gemeinsam mit dem Klienten festgelegt wurden.

- *Th: Angenommen, die Therapie ist erfolgreich, woran würden Sie das erkennen? Was wäre dann anders für Sie?*
  Hr. H.: Dann wäre mein rechter Arm beweglicher.
  Th: Bitte bewegen Sie den Arm noch einmal.
  Herr Himmelgrün bewegt.
  Th: Ich sehe da viele Bereiche, die beweglicher werden können. Wo möchten Sie beginnen? Bei der Schulter, dem Ellbogen, der Hand?
  Hr. H.: Ich glaube in der Schulter kann ich am leichtesten bewegen. Ich möchte dort beginnen.
  Th: Also für die nächsten Therapieeinheiten liegt Ihnen daran, die Beweglichkeit Ihrer rechten Schulter zu verbessern?
  Hr. H.: Ja.

Zu einem späteren Therapiezeitpunkt, bei der die Beweglichkeit der Hand im Mittelpunkt stand:

- *Th: Sie haben erzählt, dass die Handhabung des Stockes beim Einsteigen in den Bus schwierig ist. Wie ist das genau?*
  Hr. H.: Damit ich mich beim Einsteigen in den Bus mit der linken Hand festhalten kann, zwänge ich den Stock immer in die rechte Hand und steige ein. Aber das ist nicht die Schwierigkeit. Die Schwierigkeit ist, den Stock wieder loszulassen, weil die Hand nicht aufmacht. Da muss ich dann immer mit Gewalt anziehen, damit der Stock wieder frei kommt.
  Th: Das heißt, den Stock mit Leichtigkeit wieder loszulassen, wenn Sie in den Bus einsteigen, könnte eines Ihrer nächsten Ziele sein?
  Hr. H.: Ja, das wäre schon gut, wenn das möglich wäre.

14.2.4 Therapeutischer Prozess

Herr Himmelgrün wurde nach den Richtlinien des Bewussten Bewegungslernens behandelt. Er wählte zu Beginn jeder Therapieeinheit aus, woran er in dieser Stunde arbeiten wollte. Die folgende erste Zeichnung entstand im August 2003 nach Angaben des Klienten:

- *Th: Ich kann nicht spüren, wie Sie Ihren rechten Arm erleben, aber es interessiert mich. Ich würde gerne nach Ihren Angaben ein Spürbild zeichnen. Bitte betrachten Sie mich als Ihre Phantombildzeichnerin und beschreiben Sie mir, wie Sie Ihren Arm erleben. Vielleicht beginnen Sie bei der Schulter.*
  Hr. H.: Dort habe ich ein gutes Gefühl. Die ist beweglich und ich habe die gleichen Möglichkeiten wie links.
  Th: Wie würden Sie den Oberarm beschreiben?
  Hr. H.: Der Oberarm ist etwas zu kurz. Ein bisschen gestaucht.
  Th: Und hier am Oberkörper (zeigt auf den Brustkorb bei der vorderen Achselfalte)?
  Hr. H.: Dort ist es eng. Da habe ich eine Muskelverkürzung.
  Th: Weiter geht es mit dem Ellbogen. Wie erleben Sie den?
  Hr. H.: Da ist ein Knick.
  Th: Wie darf ich den Unterarm zeichnen?
  Hr. H.: Außen hat er eine normale Länge. Innen ist er etwas dünner – das ist durch die brettharte Struktur bedingt. Hier habe ich immer wieder Muskelkrämpfe. ... Bei allem, was außen ist, habe ich ein

besseres Gefühl. Im Gegensatz zu innen, dort bin ich verspannter und in der Beweglichkeit eingeschränkt, dort ist alles kürzer.
Th: Wie erleben Sie Ihre rechte Hand?
Hr. H.: Im Handgelenk ist wieder ein Knick. Die Hand ist in einer Krallenstellung. Ich empfinde sie als „ein Ding". Der Daumen ist unabhängig von den anderen Fingern und gar nicht so schlecht. Die Hand ist ein „Armutschkerl"; die ist in allen Bereichen reduziert. Die ist im Moment noch kein brauchbarer Körperbestandteil von mir.

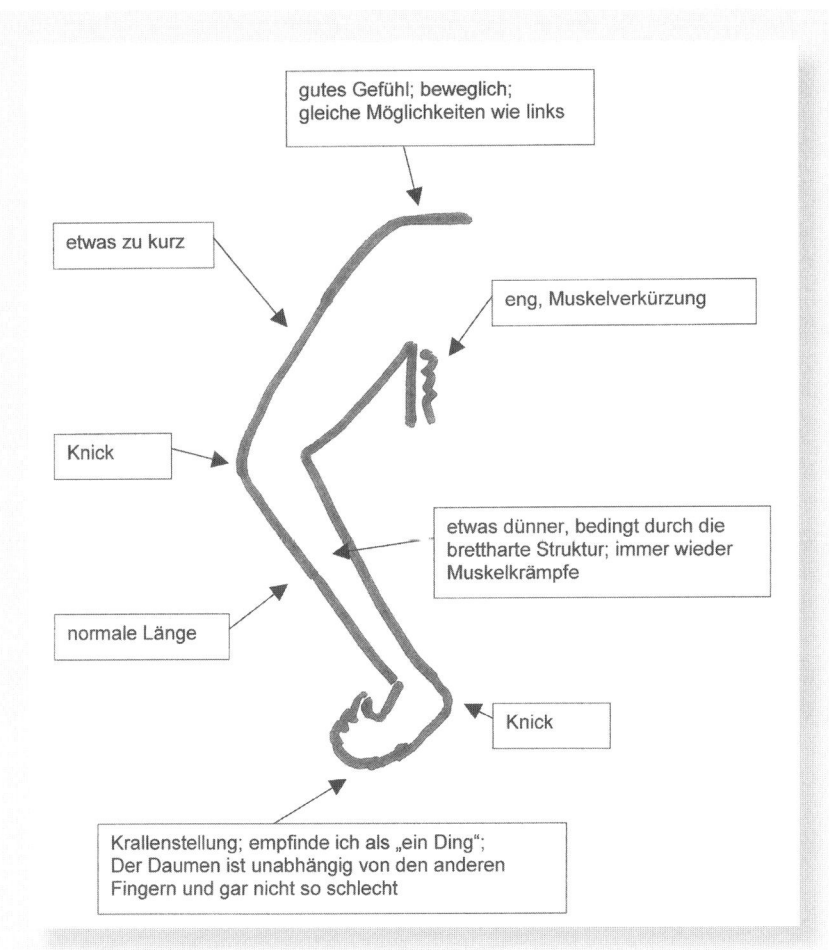

Abbildung 17: Spürbild Herr Himmelgrün August 2003

Folgende Aussagen und Erkenntnisse ergaben sich ohne vorheriges Nachfragen und wurden durch die Situation und das veränderte Bewegungsgefühl hervorgerufen.

- **2006**
  Hr. H.: Das ist so angenehm, wenn der Arm seitlich gerade herun-
  terhängt. Ich brauche eigentlich überhaupt nichts zu machen. Ich
  konzentriere mich einfach aufs Nichtstun.
- **2007**
  Hr. H.: Wenn Sie den Arm angreifen, wird er sofort butterweich. Da
  weiß er auch, wohin er bewegen soll.
  Hr. H.: Ich bin darauf gekommen, dass es viel besser geht, wenn ich
  langsam agiere. Wenn ich versuche, schnell oder mit Kraft zu arbeiten, bin ich nachher immer ganz verspannt.
- **2008**
  Hr. H.: Jetzt, wo der Arm leichter ist, greife ich ihn auch viel lieber an.
  Kommentar zum aktiven Beugen und Strecken der Finger im Grund-
  gelenk: Hr. H.: Diese Bewegung kenne ich eigentlich nicht.
- **2009**
  Hr. H.: Der Arm gehört immer mehr zu mir.

Veränderungen im Sinne von Funktionszugewinn fanden nur in geringem
Ausmaß statt. Das Bewegungsausmaß konnte vor allem im Handgelenk
und bei den Fingern erweitert werden. Die Qualität des Bewegens hat
sich jedoch verändert: es wurde weicher und konnte mit mehr Leichtigkeit durchgeführt werden. Verkrampfungen traten nur bei sehr raschem
Bewegen auf; in der Ruheposition sind sie zur Gänze verschwunden.

Die zweite Zeichnung wurde im November 2008 anhand folgender Angaben angefertigt:

- *Th: Ich habe früher eine Zeichnung angefertigt, wie Sie Ihren rechten
  Arm erleben. Das würde ich heute gerne wiederholen. Ich bin wieder
  Ihre Phantombildzeichnerin. Bitte sagen Sie mir an, was ich zeichnen
  darf.
  Hr. H.: Der ganze Arm fühlt sich noch kürzer an als der andere. Außer
  beim Ausstrecken, dann wird er weich. Wenn ich mit dem Arm auf
  der Tischplatte lande, wird er länger. Das ist ein angenehmes Gefühl.*

Ich habe schon das Gefühl einer gewissen Leichtigkeit in der Schulter; sie ist nie verkrampft, sie ist weich und weit.

Th: Wie würden Sie den Übergang vom Brustkorb zur Schulter beschreiben?

Hr. H.: Ruhig und weich.

Th: Und den Oberarm?

Hr. H.: Beim Bewegen spielt der Oberarm eine aktive Rolle, ich habe aber nicht das Gefühl, dass da irgendetwas gegensteuert. Er wird nur härter, wenn irgendeine Bewegung unbedingt sein muss. Der gesamte Arm bleibt weich, solange ich nicht zu aktiv werde. Ich komme darauf, dass – wenn ich so weich bin – ich den Arm auch leichter nach vorne bringen kann. Alles, was nicht gegen die Weichheit steuert, ist angenehm. Auch der ganze Unterarm wird weich und bleibt weich. Er ist gar nicht verkrampft.

Th: Wie erleben Sie Ihr Handgelenk?

Hr. H.: Auch weich ... und gerade. Die Finger sind auch weich.

Th: Spüren Sie die Finger einzeln oder nicht?

Hr. H.: Ich kann nicht sagen, dass ich sie einzeln spüre. Manchmal, wenn ich bewege, gehen der Zeigefinger, der Mittelfinger und der kleine Finger auch in die Länge. Der Daumen war ja immer schon beweglicher. Der einzige Finger, der hinten nach ist, ist der Ringfinger.

Th: Sie hatten erzählt, dass es so schwierig ist, mit dem Stock in den Bus einzusteigen. Wie ist das heute, hat sich da etwas verändert?

Hr. H.: Das weiß ich eigentlich nicht. Da ist mir in letzter Zeit nichts störend aufgefallen. ... Das geht jetzt leichter als früher.

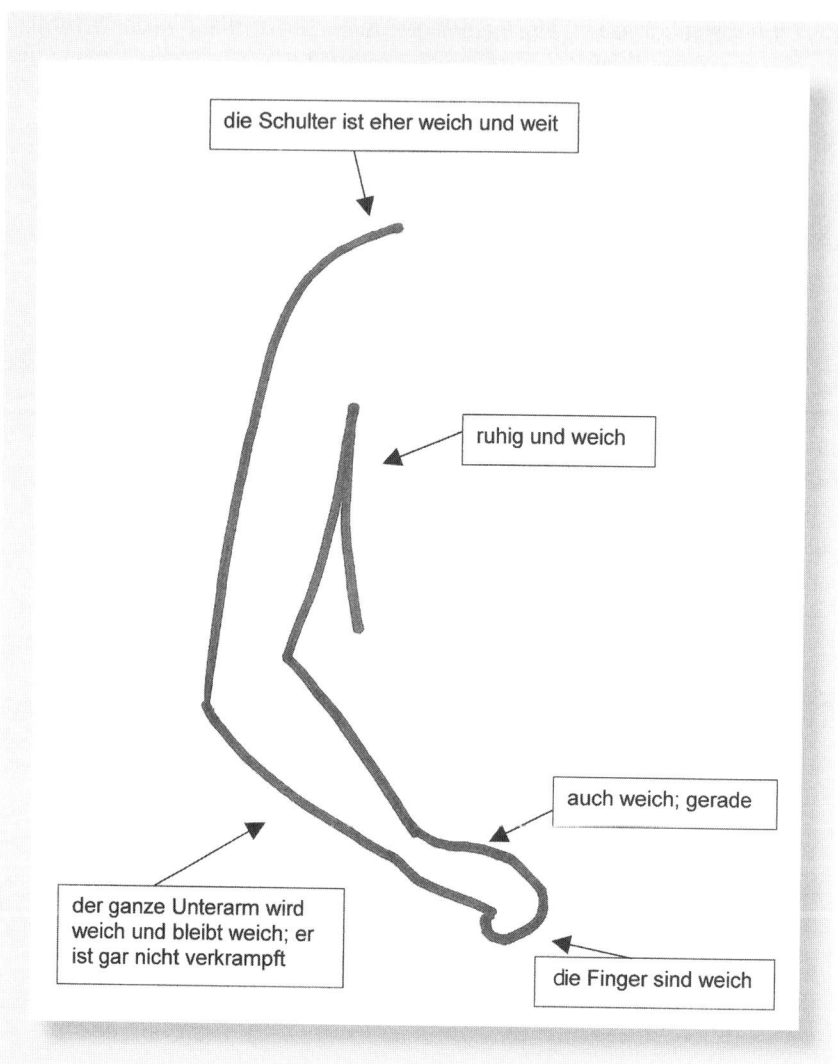

die Schulter ist eher weich und weit

ruhig und weich

auch weich; gerade

der ganze Unterarm wird weich und bleibt weich; er ist gar nicht verkrampft

die Finger sind weich

Abbildung 18: Spürbild Herr Himmelgrün November 2008

14.3 Praxisbeispiel „Frau Bogen"

14.3.1 Therapiebeginn
Anamnese und Ausgangssituation September 2006
Frau Bogen wendet sich aufgrund akuter Rückenschmerzen an eine Physiotherapeutin. Frau Bogen hat Schmerzen im Bereich der Lendenwirbelsäule seit ca. einer Woche. Eine ärztliche Abklärung der Symptomatik ergibt einen minimalen Bandscheibenvorfall zwischen dem 4. und 5. Lendenwirbelkörper ohne sensible bzw. motorische Ausfälle. Eine Beteiligung des Nervensystems kann ausgeschlossen werden. Frau Bogen nimmt zu Beginn der Therapie täglich Schmerzmittel.

Frau Bogen hatte vor 10 Jahren eine Bandscheibenoperation nach einem Bandscheibenvorfall zwischen dem 5. Lendenwirbelkörper und dem Sakrum mit Lähmungserscheinungen im linken Bein. Die langwierige und teilweise schmerzhafte Rehabilitation ist ihr noch gut im Gedächtnis. Nach der Rehabilitation war sie bis auf episodisch auftretende Rückenschmerzen (zwei- bis dreimal pro Jahr) beschwerdefrei. Diese Schmerzepisoden dauern drei bis vier Tage an. Frau Bogen weiß, dass Ruhe, Rasten, Niederlegen und milde Wärme die Schmerzen lindern.

Die aktuellen Rückenschmerzen sind nach einer längeren Wanderung langsam (über zwei bis drei Tage) entstanden. Die momentanen Schmerzen fühlen sich „irgendwie anders an" als die bekannten Episoden von Rückenschmerzen in den vergangenen 10 Jahren. Die Schmerzen sind morgens mehr und werden mit 4-5 angegeben (0 würde keine Schmerzen bedeuten und 10 die für Frau Bogen maximal vorstellbaren Schmerzen). Diese Schmerzen werden zuerst im Laufe des Tages weniger, am späteren Nachmittag steigen sie wieder an. Frau Bogen ist zu Beginn der Therapie zu keinem Zeitpunkt schmerzfrei. Besserung verspürt sie morgens nach den ersten Schritten bzw. leichten „Lockerungsübungen" in der Lendenwirbelsäule, abends werden die Beschwerden weniger, wenn sie sich in Rückenlage mit aufgestellten Beinen niederlegen kann. Stehen und auf dem Bauch liegen verschlechtern die Beschwerden, während die Rückenlage mit aufgestellten Beinen und zwischendurch „Lümmeln" auf einem bequemen Sessel die Schmerzen vorübergehend lindern. Frau Bogen beschreibt ihre gesamte Wirbelsäule als „nicht beweglich und verbogen".

Soziales Umfeld

Frau Bogen arbeitet im Einzelhandel, hat dabei hauptsächlich eine stehende Tätigkeit. Zu Beginn der Therapie ist sie für eine Woche im Krankenstand. Tätigkeiten im Haushalt, wie einkaufen gehen, putzen, ... hat vorerst ihr Lebensgefährte übernommen. In ihrer Freizeit geht sie wandern. Außerdem hat sie zwei Katzen, die häufig vom Boden aufgehoben werden möchten bzw. mit denen Frau Bogen am Boden spielen möchte.

14.3.2 Therapeutische Begleitung

- Dauer einer Therapieeinheit: 50 Minuten
- Therapiefrequenz: September 2006 bis Dezember 2006 in einwöchigem Abstand eine Therapieeinheit
  Januar 2007 bis März 2007 in ca. zweiwöchigem Abstand eine Therapieeinheit; April 2007 bis Juni 2007 in drei- bis vierwöchigem Abstand eine Therapieeinheit
- Therapiezeitraum: Mitte September 2006 bis Mitte Juni 2007; insgesamt 15 Therapieeinheiten
- Therapieort: physiotherapeutische Praxis

14.3.3 Therapiezielvereinbarung

- *Th: Was ist bzw. sind Ihre Ziele in der Therapie?*
  Fr. B.: Ich möchte keine Schmerzen mehr haben.
  Th: Was soll anstatt der Schmerzen da sein?
  Fr. B.: ... Nichts. Keine Schmerzen eben. Ich denke, wenn ich keine Schmerzen mehr habe, dann merke ich nichts mehr.
  Th: Sie möchten also nicht erinnert werden, dass Sie einen Rücken, eine Wirbelsäule haben?
  Fr. B.: (etwas unsicher, zögernd) Naja, ja und nein. Natürlich möchte ich meinen Rücken spüren, ansonsten wäre da ja womöglich ein Loch, aber ich will eben keine Schmerzen haben.
  Th: Wie könnten Sie in einer angenehmen Weise an Ihren Rücken und Ihre Wirbelsäule erinnert werden?
  Fr. B.: Wenn ich weiß, dass das Ausmaß, in dem die Wirbelsäule verbogen ist, nicht schädlich ist, einfach normal. Außerdem wäre es schön, würde ich den Rücken, vor allem das Kreuz beweglicher spüren. Momentan ist es so, dass ich Angst habe, dass der Rücken abbricht, wenn ich mich bewegen will – weil das alles eben so steif ist.

Th: Ahhh ... wären diese Punkte also wichtig, damit sie schmerzfrei sind?

Fr. B.: ... ja, eigentlich haben Sie da recht.

Th: Dann haben Sie jetzt womöglich ein Therapieziel gefunden!

Fr. B.: (etwas verwirrt) Wie meinen Sie das? Sie meinen, dass man so ein Ziel formuliert?

Th: Ja, Sie können Ihr Ziel so formulieren! Können Sie diese Ziele nun hier aufschreiben, damit Sie und ich diese Ziele im Auge behalten.

Frau Bogen notiert:

Die Therapie ist erfolgreich, wenn:

- ich meine verbogene Wirbelsäule normal spüre
- ich in der Lendenwirbelsäule ohne Angst bewegen kann.

Th: Da frage ich jetzt noch einmal nach: Was meinen Sie mit „ohne Angst"?

Fr. B.: ... ohne Angst eben.

Th: Probieren Sie das anders zu formulieren: Was ist anstelle der Angst da?

Fr. B.: ... nichts ... ein angenehmes Gefühl ... Lockerheit. ... Ich hab eigentlich keine Ahnung, was da anstatt der Angst da sein könnte!

Th: Sie haben da schon einiges gesagt – können Sie das noch in Ihrer Zielformulierung ergänzen?

Frau Bogen ergänzt beim zweiten Punkt:

- wenn ich in der Lendenwirbelsäule ohne Angst, aber dafür mit einem angenehmen Gefühl und locker bewegen kann.

Th: Und welches der beiden Ziele ist Ihnen wichtiger?

Fr. B.: Ich glaube, ich möchte die Wirbelsäule primär normal spüren. Irgendwie kommt mir vor, dass ich sie dann auch leichter bewegen kann. Eine normale Wirbelsäule soll sich ja auch normal bewegen, oder?

Th: ... Ja, diesem Gedanken kann ich durchaus etwas abgewinnen. Also: Vor allem wollen Sie Ihre Wirbelsäule normal spüren? Stimmt das?

Fr. B.: Ja.

Th: Noch eine weitere Frage: Fällt Ihnen eine Bewegung im Alltag ein, bei der Sie jetzt durch die aktuellen Schmerzen eingeschränkt sind?

Fr. B.: ... Ja, wenn ich mich zu meinen Katzen bücke, ich weiß zwar, dass ich mich mit geradem Rücken bücken muss, und das mach ich

auch, trotzdem tut's weh und es ist unangenehm.
Th: Ist das auch ein Ziel: Bücken können, um mit den Katzen zu
spielen?
Fr. B.: Ja, natürlich, eigentlich schon, an das hab ich gar nicht
gedacht.
Frau Bogen ergänzt die Therapieziele noch um einen dritten Punkt:
* zu den Katzen bücken

14.3.4 Therapeutischer Prozess
Gemäß dem Befund fand die physiotherapeutische Behandlung statt. Neben passiven Maßnahmen zur Mobilisierung und Schmerzlinderung wurden immer wieder aktive Übungen eingebaut. Folgende Situationen und Dialoge sind in die Behandlung eingebettet. Die einzelnen Lernschritte wurden dabei der Situation angepasst und miteinander verbunden.

Die verbogene Lendenwirbelsäule – Was ist normal?
* *Th: Sie haben schon erwähnt, dass Sie Ihre Wirbelsäule „verbogen"*
  wahrnehmen. Können Sie das genauer beschreiben?
  Fr. B.: (greift zu ihrer Lendenwirbelsäule) Hmmh, ich würde sagen, im
  Kreuz macht die Wirbelsäule einen Bogen nach vorne, dann geht der
  Bogen wieder nach hinten, und dann ... (wandert mit den Händen
  nach oben, kommt nur bis zur mittleren Brustwirbelsäule, aufgrund
  der Beweglichkeit der Schultergelenke) ... dann spür' ich gar nichts
  mehr, weil meine Hände nicht hinkommen.
  Th: Können Sie, ohne dass Ihre Hände tasten, die Biegungen
  beschreiben?
  Fr. B.: Schwierig – schwierig! Was Sie alles verlangen!
  Th: Versuchen Sie Ihre Wirbelsäule zu beschreiben. Wenn Sie
  herausgefunden haben, wie Sie Ihre Wirbelsäule wahrnehmen, wird
  es Ihnen leichter fallen, etwas zu verändern.
  Fr. B.: Na gut ... (schließt die Augen) ... also, weiter oben, dort wo
  meine Hände nicht hinkommen, könnt ich nicht sagen, wohin die
  Wirbelsäule gebogen ist. Bis zu einem Punkt im Nacken, wo ich
  glaube, dass der hinten am Rücken richtig heraus sticht. Und dann,
  der Hals ist wieder nach vorne gebogen.
  Th: Kann ich also sagen, dass Sie zwischen der Lendenwirbelsäule
  und diesem prominenten Punkt im Nacken Ihre Wirbelsäule nicht
  beschreiben können?

Fr. B.: Ja!
Th: Legen Sie sich einmal auf den Rücken, und lenken Sie Ihre
Aufmerksamkeit wieder zu Ihrer Wirbelsäule.
Frau Bogen legt sich auf eine Matte.
Th: Nehmen Sie sich Zeit ..., können Sie jetzt mehr zu Ihrer
Wirbelsäule sagen?
Fr. B.: (überlegt) Also, ich spüre, dass das Gesäß fest am Boden liegt,
das Kreuz nicht, dann ist da der Bereich zwischen meinen Schultern
und ein bisschen darunter, der liegt wieder fest am Boden. Dann ist
wieder kein Kontakt und der Kopf liegt wieder auf.
Th: Was ergibt das für ein Bild von Ihrer Wirbelsäule? Wie ist sie wo
gebogen?
Fr. B.: Aha, jetzt verstehe ich! Das Kreuz ist nach vorne gebogen – da
liege ich nicht am Boden auf. Dann ist die Wirbelsäule nach hinten
gebogen, da liege ich wieder auf der Matte und zum Kopf hin ist sie
wieder nach vorne gebogen!
Th: ... und so spüren Sie das auch?
Fr. B.: Ja.

Anhand eines Wirbelsäulenmodells zeigt die Therapeutin Frau Bogen die
möglichen und normalen Krümmungen in der Wirbelsäule: die Lordose in
der Lendenwirbelsäule, die Kyphose der Brustwirbelsäule und die Lordose
der Halswirbelsäule. Frau Bogen ist ganz erstaunt darüber, dass die Lendenwirbelsäule Richtung Bauch einen Bogen haben kann bzw. haben soll.

- *Fr. B.: Na, wenn das so ist, brauche ich die Stellung in meiner*
  Lendenwirbelsäule nicht zu verändern! Die Wirbelsäule soll einen
  Bogen nach vorne haben, meine Lendenwirbelsäule hat einen Bogen
  nach vorne ... das heißt, das passt.
  Th: Ja und nein. Sie haben richtig erkannt, dass Ihre
  Lendenwirbelsäule einen Bogen nach vorne hat. Jetzt vergleichen Sie
  noch das Ausmaß des Bogens Ihrer Lendenwirbelsäule mit diesem
  Modell.
  Fr. B.: Wie – das Ausmaß?
  Th: Damit meine ich Folgendes: Dieser Bogen kann kurz und spitz
  sein oder lang gezogen und gleichmäßig über den gesamten
  Wirbelsäulenbereich verteilt (zeichnet die beiden Varianten auf).
  Können Sie sich vorstellen, was ich meine?
  Fr. B.: Ja ... ich soll nun darauf achten, ob ich einen gotischen oder

romanischen Bogen in der Lendenwirbelsäule habe?
Th: Ja, so können Sie das auch ausdrücken.
Fr. B.: (greift zur Lendenwirbelsäule) *Also, ich glaube, ich habe*
eher einen gotischen Bogen in der Lendenwirbelsäule, und hier
(sie zeigt auf einen Knick im Bereich des dritten und vierten
Lendenwirbelkörpers) *ist die Spitze.*
Th: ... und wie ist der Bogen am Modell?
Fr. B.: Der ist eher romanisch – meine Wirbelsäule ist dem Modell
schon ein bisschen voraus. (lacht)
Th: ... Ja, genau. Um bei Ihrem Bild zu bleiben, auch wenn ich
nicht viel Ahnung habe von Architektur: Verjüngen Sie jetzt Ihre
Wirbelsäule und machen Sie wieder einen Rundbogen daraus!
Fr. B.: (???) *Leichter gesagt als getan ... wie mache ich das? Ich*
glaube, ich verstehe, was Sie meinen, aber ich habe keine Idee, wie
ich das machen soll!
Th: Das werden wir jetzt gemeinsam erarbeiten: Legen Sie sich
nochmals auf den Rücken. Spüren sie jetzt noch immer einen
gotischen Bogen?
Fr. B.: Ja, und dort, wo ich vorher hingezeigt habe, wo diese Spitze
ist, tut's leicht weh.
Th: Was könnten Sie jetzt machen, damit der Bogen weniger spitz
wird?
Fr. B.: Keine Ahnung ... eben, mich in eine Zeitmaschine setzen und
in die Romanik zurückreisen.
Th: Naja, da gibt's vielleicht erfolgversprechendere Möglichkeiten.
Ich lege jetzt ein Handtuch unter Ihr Becken und ziehe etwas daran.
Sie sind während dieser Zeit achtsam auf den gotischen Bogen in der
Lendenwirbelsäule. Achten Sie darauf, ob, und wenn ja, was sich
daran verändert.

Die Therapeutin legt ein Handtuch unter das Becken und zieht ca. in
einem 45-Grad-Winkel nach oben.

- *Fr. B.:* (überlegt) *Komisch, es hat sich was verändert, aber was???*
  Th: Erinnern Sie sich, woran Sie vorher den gotischen Bogen erkannt
  haben.
  Fr. B.: An der Spitze ... die ist nicht mehr da!!!
  Th: Genau ... können Sie, so wie Sie jetzt die Lendenwirbelsäule

spüren, einen Rundbogen entdecken?
Fr. B.: Mmmm ... und ich dachte mir, meine Lendenwirbelsäule kann das nicht. Naja, kann sie auch nicht – das haben ja Sie mit dem Handtuch gemacht.
Th: Allerdings ... ABER ich bin mir sicher, dass mit einiger Übung Sie das auch ohne Handtuch und jemanden, der daran zieht, machen können!
Fr. B.: Na, wir werden es ja sehen. Was soll ich machen, damit ich das alleine kann?
Th: Zuerst einmal machen Sie jetzt wieder einen spitzen Bogen.
Fr. B.: ... Upps – das ist jetzt gar nicht mehr so einfach. Wie mach ich das jetzt wieder?
Th: Versuchen Sie's, experimentieren Sie ein bisschen herum.

Frau Bogen bewegt in der Lendenwirbelsäule, kommt aber nicht wieder in ihre ursprüngliche Stellung.

- *Th: Nehmen Sie das Wirbelsäulenmodell. Können Sie aus diesem Rundbogen einen Spitzbogen formen?*
  Fr. B.: Ja. ... und?
  Th: Achten Sie auf den Abstand zwischen diesem Punkt (zeigt auf die Basis des Kreuzbeins) *und diesem Punkt* (zeigt auf den 12. Brustwirbelkörper).

Frau Bogen verändert das Modell mehrmals zwischen Rund- und Spitzbogen und kommt zu folgendem Schluss:

- *Fr. B.: Der Abstand wird mehr, wenn ich einen Rundbogen mache, und weniger, wenn ich einen Spitzbogen forme.*
  Th: Genau, und das hilft Ihnen nun, in Ihrer Lendenwirbelsäule zwischen Rund- und Spitzbogen zu wechseln. Sie ziehen die beiden Pfeiler zueinander und lassen diesen Zug bzw. die Spannung in der Muskulatur wieder los, damit ein Rundbogen entstehen kann.
  Fr. B.: Mmmmh. Mal probieren. (Spannt die Rückenmuskulatur an und verweilt in dieser Position eine Weile.) *Ja, jetzt bin ich wieder im Spitzbogen ... und wie war das, jetzt muss ich die Spannung wieder lösen, damit ich in den Rundbogen komme, stimmt das?*
  Th: Ja ... lassen Sie sich Zeit: Sie entspannen die Muskulatur und

dadurch entfernen sich die Pfeiler etwas voneinander.
Fr. B.: Dieses Entspannen oder Loslassen, wie Sie sagen, ist gar nicht so einfach!
Th: Hilft es Ihnen, wenn Sie anstatt ans Loslassen an den zunehmenden Abstand der Pfeiler denken?
Fr. B.: (hält inne, braucht einige Zeit) Ja, das geht etwas besser. Ich bin mir aber noch ziemlich unsicher.
Th: Nehmen Sie sich Zeit und wiederholen Sie diese Bewegung ein paar Mal. Dieses Bewegen ist etwas Neues für Sie, daher kommt vielleicht diese Unsicherheit.

Frau Bogen wiederholt mehrere Male die Bewegung und bemerkt, dass sie sich immer sicherer fühlt.

Damit Frau Bogen sich zu Hause und beim nächsten Mal an die „normale" Wirbelsäule erinnert, zeichnet sie sich einen gotischen und romanischen Bogen auf und betont dabei den Abstand der beiden Brückenpfeiler.

Bücken – Wie?
Frau Bogen zeigt, wie sie sich bückt. Dabei hat sie massiv angespannte Rückenstrecker und weicht ins Hohlkreuz aus. Sie beschreibt das Bücken als verkrampft und unnatürlich.

- *Th: Auf was achten Sie, wenn Sie sich bücken?*
  Fr. B.: Naja, darauf, dass mein Rücken auf KEINEN Fall nach hinten rund wird. Ich muss gerade bleiben.
  Th: Aha. Ich sage Ihnen jetzt, was ich sehe, wenn Sie sich bücken: Sie aktivieren die Muskulatur neben der Wirbelsäule massiv, dadurch wird Ihr Hohlkreuz ausgeprägter ... Sie verstärken also den Spitzbogen.
  Fr. B.: Komisch, und ich dachte mir, dass ich den Spitzbogen überhaupt nicht mehr mache, nachdem ich ja drauf gekommen bin, dass der nicht so angenehm ist und ich jetzt die ganze Zeit soviel geübt und daran gedacht habe, einen Rundbogen zu machen.
  Th: Ja, Sie haben das schon intensiv vorgeübt. Aber beim Bücken schleicht sich das alte Muster immer wieder ein – das haben Sie einfach lange genug gemacht, das wird ein bisschen dauern und Ihre Aufmerksamkeit erfordern, um den Spitzbogen aus dem Alltag

*auch noch hinauszuschmeißen. Es gibt wahrscheinlich noch einige
Alltagsbewegungen, wo der Spitzbogen vorhanden ist. Bleiben wir
aber jetzt noch beim Bücken. Wie planen Sie das Bücken, damit
Sie den Rundbogen während der gesamten Bewegung beibehalten
können?*

*Fr. B.: Naja, da muss ich zuerst im Stehen mein Kreuz einmal
„einrichten" ... und dann behalte ich diesen Bogen im Auge. ...
Das heißt, die beiden Bogenpfeiler dürfen weder zueinander noch
voneinander weggehen.*

Th: Ja, so kann man das sagen. Mit diesem Gedanken bücken Sie
sich jetzt noch einmal!

Frau Bogen bückt sich mehrmals.

*Fr. B.: Puh, ganz schön anstrengend! Nicht so sehr für die Muskeln,
sondern mehr für den Kopf, so viel mitdenken! ... Wie hab ich's
hinbekommen?*

*Th: ... ziemlich romanisch! Woran merken Sie jetzt den Unterschied
zu vorher?*

*Fr. B.: Wenn das jetzt also so gepasst hat, dann merke ich den
Unterschied darin, dass ich den Bauch mehr anspanne als den
Rücken.*

Th: Bücken Sie sich noch mehrere Male, damit Sie sicherer werden.

Fr. Bogen bückt sich konzentriert mehrere Male.

*Th: Damit Sie das jetzt zu Hause in Ihren Alltag integrieren. Was
können Sie sich vorstellen? Wann denken Sie besonders an den
Rundbogen beim Bücken?*

Frau Bogen zeichnet sich Katzen und einen Futternapf auf. Sie will jedes
Mal, wenn sie den Katzen das Fressen gibt, an die neue Art des Bückens
denken.

Anhang

- **Weitere offene Fragen – Die Idee geht weiter**

- **Dank für die kreativen, kritischen und konstruktiven Beiträge**

- **Glossar**

- **Literatur**

- **Index**

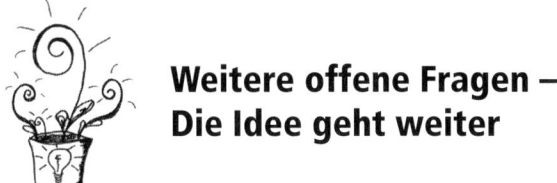

Weitere offene Fragen –
Die Idee geht weiter

Zur Einstimmung

Welche Themen fehlen für Sie noch? – Bitte schreiben Sie uns! (siehe
E-Mail-Adressen der Autorinnen)

Die zu Beginn gestellten Fragen führten unsere Projektgruppe zu den Antworten, die Sie soeben gelesen haben. Der Ausarbeitungsprozess und der
Austausch mit Seminarteilnehmern/Seminarteilnehmerinnen und Kolle-
gen/Kolleginnen führten zu weiteren Fragen. Im Folgenden werden einige
davon in Interviewform dargestellt, wobei drei Autorinnen aus ihrer Sicht
Stellung nehmen.

**Was ist der entscheidende Unterschied zwischen Bewusstem Be-
wegungslernen und anderen Denkmodellen oder Konzepten? Wo-
rin besteht die Quintessenz des Bewussten Bewegungslernens?**

Frau Prem: „Meiner Meinung nach besteht einer der Unterschiede darin,
dass die kognitiven Aspekte des Bewegungslernens in den Mittelpunkt
gestellt werden und der Lernprozess im Zentralnervensystem seinen Ausgangspunkt nimmt."
Frau Hagmann: „Das Bewusste Bewegungslernen ist kein eigenes Konzept, sondern ein Denkmodell. Es fokussiert in erster Linie auf das didaktische Vorgehen des Therapeuten/der Therapeutin – den Dialog im
Rahmen der fünf Lernschritte –, wie Bewegungslernen vermittelt werden kann. Um diesen Prozess transparent darstellen zu können, wurden
Grundlagen des Bewegungslernens in fünf Lernschritten strukturiert.
Wenn Sie an Ihr eigenes bevorzugtes sensomotorisches Konzept denken,
werden Sie feststellen, dass Sie dessen Schwerpunkt in einem oder zwei
der Lernschritte besonders repräsentiert finden."
Frau Greisberger: „Wie schon oben erwähnt, ist das hier vorgestellte
Denkmodell kein eigenes Konzept, sondern eine Erweiterung der Methodenkompetenz des Therapeuten/der Therapeutin. In diesem Sinne
können die Anregungen dieses Buches mit der individuell bevorzugten

Arbeitsweise mehr oder weniger, je nach Situation, kombiniert werden. Die Quintessenz des Bewussten Bewegungslernens sehe ich darin, dass es Möglichkeiten aufzeigt, wie Fachwissen an Klienten/Klientinnen weitergeben werden kann und wie dieses dann für den (Neu-) Erwerb von Bewegungen genutzt werden kann. Die Klienten/Klientinnen werden als Fachkräfte für den eigenen Körper wertgeschätzt und als solche in den therapeutischen Prozess mit eingebunden."

Kann ich Bewusstes Bewegungslernen für alle orthopädischen und neurologischen Klienten/Klientinnen anwenden oder gibt es Ausnahmen?

Frau Hagmann: „Ich gehe davon aus, dass Sie mit allen Ihren Klienten/ Klientinnen während der Therapie in irgendeiner Form kommunizieren. Da das Denkmodell des Bewussten Bewegungslernens ebenfalls eine Form der Kommunikation ist, können meines Erachtens Teile davon bei allen Klienten/Klientinnen Anwendung finden, wobei möglicherweise einmal der verbale und ein andermal der nicht verbale Dialog im Vordergrund steht. In der ersten Zeit ist es eher ungewöhnlich, dem Gespräch und dem Herausfinden, wie der Klient/die Klientin mit dem eigenen Körper umgeht, so viel Zeit einzuräumen. Es kann für einen Klienten/eine Klientin auch nur ein Lernschritt passend sein, es müssen nicht immer alle fünf Lernschritte angeboten werden. Bei Personen, die von sich aus keinen Kontakt zur Umwelt aufnehmen können, muss das Bewusste Bewegungslernen modifiziert werden (siehe Kap. 13 „Modifikationen bei Personen mit kognitiven Einschränkungen")."

Frau Greisberger: „Inwieweit das hier vorgestellte Denkmodell passend ist, hängt nicht nur von der Diagnose bzw. dem Beschwerdebild ab, sondern auch vom Klienten/von der Klientin selbst. Kommt jemand zur Therapie und will den Körper abgeben und repariert wieder zurückbekommen, sind einige hier beschriebene Ideen nur ansatzweise anwendbar. Aber vielleicht verändert sich die Haltung im Laufe des therapeutischen Prozesses, dann können auch andere Ansätze von Bewusstem Bewegungslernen in die Therapie eingebaut werden."

Wie und wie schnell sollte sich der Erfolg der Therapie zeigen, damit ich weiß, ob ich Bewusstes Bewegungslernen richtig anwende oder ob es bei diesem Klienten/dieser Klientin überhaupt die Methode der Wahl ist?

Frau Prem: „Der Erfolg lässt sich entweder am Bewegen selbst erkennen oder er wird im Dialog festgestellt. Wenn es z.B. um eine Veränderung des Wahrnehmens geht, erkenne ich die Veränderung und einen Fortschritt in der Therapie, indem der Klient/die Klientin den eigenen Körper anders wahrnimmt und mir das im Dialog mitteilt."

Frau Hagmann: „In erster Linie hängt der Erfolg davon ab, wie Sie und Ihr Klient/Ihre Klientin ‚Erfolg' definieren. Das legen Sie in Ihrer Therapiezielvereinbarung fest. Auch wenn Sie das Bewusste Bewegungslernen in die Therapie einbeziehen, arbeiten Sie weiterhin mit Ihrem vertrauten sensomotorischen Konzept, das Sie um den Dialog und eventuell um Lernbereiche, die Ihr Konzept eher peripher behandelt, erweitern. So bereichern Sie das Spektrum Ihres therapeutischen Angebotes. Wie schnell sich ein Erfolg einstellt, hängt außerdem von vielen Faktoren ab: dem Schweregrad der Beeinträchtigung, der Bereitschaft des Klienten/der Klientin zur aktiven Beteiligung, dem persönlichen Zugang zum eigenen Körper vor der Erkrankung, dem persönlichen Umfeld, dem Lernstil des Klienten/der Klientin und vielem mehr. Auf der Seite des Therapeuten/der Therapeutin spielen didaktische Vorlieben, der aktuelle Erfahrungsschatz, die Gestaltung der Therapieumgebung und vieles mehr eine Rolle. In meiner Erfahrung zeigte sich, dass sich der Erfolg, der individuell definiert wird, schneller einstellen konnte als bei vergleichbaren Klienten/Klientinnen, die nicht in dieser Form aktiv in den Lernprozess eingebunden wurden."

Frau Greisberger: „Zumindest so wie bisher!!! Ich erlebe es manchmal, dass, je mehr ich diese Art des Dialogs in die Therapie einbaue, die ersten Therapieeinheiten mit weniger „Erfolg" abgeschlossen werden als früher. Dieser „Rückstand" wird aber im Laufe des therapeutischen Prozesses wieder aufgeholt, das heißt es passiert eine gewisse Verschiebung. Die Entscheidung, ob man sich am passenden therapeutischen Weg befindet, ist, wie oben beschrieben, von vielen Faktoren abhängig und in diesem Sinne auch immer wieder schwierig zu beantworten."

Wie erkenne ich, dass ich dem Klienten/der Klientin ausreichend, aber nicht zu viele Informationen anbiete?

Frau Hagmann: „Dabei ist es hilfreich, seine eigenen Zeichen der Über- oder Unterforderung zu kennen und eventuell in seinem Bekanntenkreis nach diesen Zeichen Ausschau zu halten: Abschweifen vom eigenen Thema, Lachen, Verlust des Augenkontaktes, Sich-in-sich-Zurückziehen, Pausen oder Ansprechen („das ist mir jetzt zu viel") können mögliche Reaktionen sein. Diese oder andere Hinweise können Sie auch bei den Klienten/ Klientinnen finden. Die Gestaltung einer angenehmen Lernatmosphäre und eine Vereinbarung, dass das Lerntempo selbst bestimmt werden darf, vermindern die Gefahr einer Überforderung. Sobald der Therapeut/die Therapeutin erkennt, dass der Klient/die Klientin „nicht mehr bei der Sache ist", kann auf diese veränderte Situation eingegangen werden."

Frau Greisberger: „Die obige Antwort möchte ich noch damit ergänzen, dass diese Frage manchmal erst in der nächsten Therapieeinheit beantwortet werden kann. Der Klient/die Klientin meldet dann zurück, wie es in der Zwischenzeit ergangen ist, ob die Information in der therapiefreien Zeit umgesetzt werden konnte, was umgesetzt wurde und was nicht, ... Im Laufe der Therapie lerne ich den Klienten/die Klientin besser kennen und kann dessen Zeichen der Über- oder Unterforderung auch genauer deuten."

Wie kann ich mit einer eventuell auftretenden Diskrepanz zwischen Eigenwahrnehmung bzw. Zielvorstellung des Klienten/der Klientin und meiner eigenen Wahrnehmung und Ansicht als Therapeut/Therapeutin umgehen?

Frau Hagmann: „Meiner Meinung nach ist es wichtig, diese Diskrepanz offen anzusprechen. Der Klient/die Klientin legt die persönliche Sichtweise dar, der Therapeut/die Therapeutin trägt mit eigenen Beobachtungen, den Interpretationen der Situation und mit Erkenntnissen aus der individuellen Berufserfahrung bei. Es geht hierbei nicht um ein Machtspiel, wer recht hat, sondern um das Finden eines für beide möglichen Kompromisses. Es bedarf des Mutes, wenn eine Einigung nicht auf Anhieb gefunden werden kann, diesen Zustand fürs Erste zu lassen und nur für den ersten gemeinsamen Schritt einen Konsens zu finden. Es ist für den Therapeuten/die Therapeutin herausfordernd, eine Therapieeinheit so zu gestalten, dass diese nicht zur Gänze den eigenen Überzeugungen, sondern den Vorstellungen des Klienten/der Klientin entspricht. Wahrscheinlich ist die Herausforderung für den Klienten/die Klientin ähnlich groß, wenn der Konsens mehr in Richtung der Ideen des Therapeuten/der Therapeutin ausfällt."

Frau Greisberger: „Ich bemerke, dass der intensive Dialog mit den Klienten/Klientinnen häufiger diese Diskrepanz zutage befördert als früher. Nicht, dass diese Diskrepanz damals nicht da gewesen wäre, nein, ich habe diese Diskrepanz nicht wahrgenommen, und schon gar nicht angesprochen. Wie oben erwähnt, glaube ich jetzt, dass es notwendig ist, diese Diskrepanz anzusprechen, um in weiterer Folge einen Kompromiss zu finden. Kompromisse finden heißt für mich auch, verschiedene Wege auszuprobieren und dadurch die eine oder andere Ansicht zu evaluieren. Ist die Diskrepanz unüberbrückbar und können keine Kompromisse gefunden werden, stellt sich die Frage, ob ich das passende Therapieangebot habe, um diesen Klienten/diese Klientin zu begleiten."

Frau Prem: „Der Klient/die Klientin bestimmt das Ziel! Ich vermeide es, zu interpretieren. Ich akzeptiere, dass die Situation für den Klienten/die Klientin so ist, wie sie beschrieben wird."

Viele Klienten/Klientinnen erwarten, dass ich als Therapeut/Therapeutin „mache" oder „repariere", das heißt eine passive Maßnahme setze – wie kann der Zugang zum Bewussten Bewegungslernen erleichtert werden?

Frau Hagmann: „In diesem Fall kann den Klienten/Klientinnen der aktive Zugang des Bewussten Bewegungslernens nur angeboten werden. Sie werden über die Vor- und Nachteile sowohl des aktiven wie auch des passiven Vorgehens informiert. Sie können eingeladen werden, diesen Zugang auszuprobieren. Wählt ein Klient/eine Klientin passive Maßnahmen, so wird diese Entscheidung akzeptiert. Der Klient/die Klientin weiß aber, dass er/sie diese Entscheidung jederzeit ändern darf. Außerdem wird ein Zeitpunkt für ein weiteres Gespräch vereinbart, bei dem die bisherigen Maßnahmen und das danach geeignete Vorgehen besprochen werden."

Frau Greisberger: „Dieser Antwort möchte ich hinzufügen, dass es viele Wege gibt, die zum Ziel führen. Manchmal ist es auch der Weg des „Repariert werden", so schwer es auch manchmal fällt, das zu akzeptieren. Nur ist dann Bewusstes Bewegungslernen ein unpassendes Schuhwerk, um auf diesem Weg zu gehen."

Welche Themenfelder sind in der Projektgruppe bisher nicht bearbeitet worden?

Frau Greisberger: „Viele! Hier ein kleiner Einblick in die Themen, die in Bezug auf Bewusstes Bewegungslernen noch weiterentwickelt werden können:

- Da wir ausschließlich mit Erwachsenen arbeiten, beschäftigten wir uns weniger bis gar nicht mit der Frage, inwieweit Bewusstes Bewegungslernen in der Pädiatrie einsetzbar ist. Einerseits gilt es in diesem klinischen Fachbereich zu bedenken, dass Kinder anders als Erwachsene lernen, und andererseits können diese nicht bzw. weniger auf gemachte Bewegungserfahrung zurückgreifen als Erwachsene. Aus dem klinischen Fachbereich der Psychiatrie haben wir ebenfalls keine Erfahrungswerte, z.B. darüber, welche Modifikationen notwendig sind, um einen Dialog für Bewusstes Bewegungslernen zu gestalten.

- Auch die Frage, ob es geschlechtsspezifische Unterschiede bei der Anwendung von Bewusstem Bewegungslernen gibt, bleibt vorerst unbeantwortet. Wenden Männer und Frauen den Dialog unterschiedlich an? Gibt es unterschiedliche Zugänge, wie Männer und Frauen im Dialog angesprochen werden möchten?

- Das hier vorgestellte Denkmodell für ein Bewusstes Bewegungslernen hat in seiner Anwendbarkeit und seiner Erfolgsaussicht Grenzen. Ob diese Grenzen immer vom Einzelfall geprägt sind oder ob Prognosefaktoren definierbar sind, können wir derzeit nicht erkennen.

- Schlussendlich möchten wir darauf hinweisen, dass das hier vorgestellte Denkmodell zum Bewussten Bewegungslernen auf unseren Erfahrungen basiert. Ob – und wenn ja wie – dieser teilweise sehr individuelle Vorgang des Bewegungslernens quantitativ und systematisch evaluiert werden kann, ist ein weiteres großes Fragezeichen, das sich im Laufe unserer Arbeit ergeben hat."

Zum Ausprobieren

Welchen neu gewonnenen Impuls möchten Sie kreativ in Ihrem Therapiealltag ausprobieren?

Dank für die kreativen,
kritischen und konstruktiven Beiträge

Wir danken unseren Wegbegleitern und Wegbegleiterinnen für ihre kreativen, kritischen und konstruktiven Beiträge, die in unterschiedlichen Stadien geholfen haben, dieses Buch entstehen zu lassen:

Christine Reisetbauer, Judith Müller, Adelheid Grabner, Elisabeth Steinbauer, Maga. Bettina Bachschwöll, Maga. (FH) Maria Graus, Helga Hempfling, Irene Ebhardt MSc, Carina Pochmann, Ursula Nowicky, Michael Zykan, Maga. Notburga Leeb, Gabriele Kellner, Michaela Linder, Antje Stöger, Dr. Robert Mödlhammer, Katharina Ratz, Eva Hagmann, Dr. Karl Heimberger

Klienten und Klientinnen danken wir für ihr Vertrauen, ihre Rückmeldungen, ihre aktive Mitarbeit und ihre erreichten Erfolge.

Den Seminarteilnehmern und -teilnehmerinnen danken wir für ihr Interesse, ihre fachliche Kritik und ihre Fragen zur Umsetzung in die therapeutische Praxis.

Glossar

Die *kursiv* geschriebenen Begriffe können an entsprechender Stelle im Glossar gefunden werden.

Afferente Nervenbahnen:
Afferenz, vom lateinischen „affere" (= hintragen, zuführen), bezeichnet alle von der Peripherie (verschiedene Sinnesorgane und Rezeptoren) zum Zentralnervensystem laufenden Nervenfasern. Das Gegenstück zu *afferenten Bahnen* sind die efferenten Bahnen, die Nervenimpulse in die entgegengesetzte Richtung leiten. Beide sind Bestandteile *sensomotorischer Regelkreise*.

Alertness:
Die Alertness bezeichnet den allgemeinen Wachheitszustand einer Person und wird in die tonische Alertness (dauerndes Aktivierungsniveau der *Aufmerksamkeit*) und phasische Alertness (Erhöhung der *Aufmerksamkeit* nach einem Warnreiz) unterteilt.

AnSteuern:
Bewegungsrelevante Informationen werden gemäß der Bewegungsidee und der *Bewegungsplanung* über efferente Bahnen zu den Erfolgsorganen, der Muskulatur, geschickt.

Antizipation von Bewegung:
Die gedankliche Vorwegnahme der Veränderungen, die durch Bewegen entstehen, wird als Antizipation bezeichnet. Bewegung führt z.B. zu Stellungsveränderungen der einzelnen Körperabschnitte zueinander, Veränderungen in den einzelnen Gelenken oder zu Veränderung muskulärer Spannungen. Dadurch sind weitere motorische Reaktionen notwendig, um z.B. das Gleichgewicht zu erhalten. Das Zentralnervensystem berechnet voraussichtliche Veränderungen sowohl bezüglich des Bewegungsziels als auch des Verlaufs der Bewegung vor dem tatsächlichen Bewegen. Diese Berechnungen werden in der kognitiven *Bewegungsplanung*

einbezogen. Ohne Antizipation von Bewegung kann kein vollständiger Bewegungsplan erstellt werden.

Antwort:

Eine Antwort folgt auf eine gestellte *Frage*. Manche Antworten brauchen Zeit, um gefunden zu werden. Antworten auf geschlossene Fragen bringen in kurzer Zeit Informationen und eignen sich aufgrund ihrer Klarheit unter anderem für den Dialog bei Klienten/Klientinnen mit kognitiven Einschränkungen. Antworten auf offene Fragen brauchen oft längere Zeit, um gefunden zu werden.

Aphasie:

Bei zentralen Sprachstörungen können die Sprachproduktion und das Sprachverständnis sowie das Schreiben und Lesen in unterschiedlichem Ausmaß beeinträchtigt sein.

Apraxie:

Klienten/Klientinnen mit Apraxie können sowohl beim Gebrauch ihrer Körperteile als auch beim Gebrauch von Gegenständen beeinträchtigt sein. Die zielführende Auswahl von Körperteilen und Gegenständen, aber auch die Sequenzierung von Bewegungsfolgen und Handlungsschritten bereiten Schwierigkeiten (siehe auch *neuropsychologische Störungen*).

Aufmerksamkeit:

Aufmerksamkeit ist das Hinwenden von *Bewusstsein* auf bestimmte Aspekte im eigenen Körper oder der Umgebung. Gelenkte Aufmerksamkeit ist die Voraussetzung, dass uns etwas bewusst wird. Der Begriff Aufmerksamkeit kann in mehrere Komponenten gegliedert werden: *Alertness* (= allgemeiner Wachheitszustand), *Vigilanz* oder *Daueraufmerksamkeit*, *selektive Aufmerksamkeit*, *geteilte Aufmerksamkeit*. Das Aufrechterhalten der Aufmerksamkeit, das Fokussieren und die Selektion wichtiger Informationen erfordern Anstrengung und Energie, die nur begrenzt zur Verfügung stehen. Deshalb muss eine Auswahl getroffen werden, auf welche *Reize* die Aufmerksamkeit gelenkt wird.

Bewegung:

Bewegung kann im physikalischen Sinne als eine Ortsveränderung einer Masse in einer bestimmten Zeiteinheit bezeichnet werden. Für die

Steuerung von menschlichem Bewegen sind sensorische, motorische und kognitive Vorgänge notwendig, die nicht explizit getrennt werden können. Nur ein Zusammenspiel dieser Vorgänge kann die Komplexität der menschlichen Bewegung erklären.

Bewegungslernen:
Beim Bewegungslernen/sensomotorischen Lernen werden *motorische Fertigkeiten* gewonnen. Dafür ist ein komplexer Prozess aus Perzeption (*Wahrnehmen* von Informationen), *Kognition* (Erkennen und Verarbeiten von Informationen) und Aktion (Handlung) notwendig. Der Lernprozess ist ein interner, nicht beobachtbarer Prozess. Erst durch die Beobachtung von motorischen Fertigkeiten können Rückschlüsse auf diesen Prozess gezogen werden.

Bewegungsparameter:
Parameter, nach welchen Bewegungen geplant und beurteilt werden können, sind unter anderem: Bewegungsausmaß, Bewegungskinematik (Geschwindigkeit, Beschleunigung), Bewegungsrichtung, Koordination (Zielgenauigkeit, zeitliche und räumliche Abstimmung der Muskelaktivität zueinander) und Muskelkraft. Diese Parameter müssen einzeln und in Abstimmung zueinander im Zentralnervensystem geplant werden, außerdem können anhand dieser Parameter Bewegungen angeleitet bzw. beurteilt werden.

Bewegungsplan:
Ein Bewegungsplan wird gemäß der Definition von *Planen* in einzelnen Schritten erstellt: eine Analyse der Aufgabenbedingungen und Aufgabenkomponenten wird durchgeführt. Für diese Analyse greift das Zentralnervensystem einerseits auf bereits gemachte Bewegungserfahrungen zurück, andererseits werden das Bewegen und die Folgen des Bewegens *antizipiert*. Bei der Analyse der einzelnen Aufgabenkomponenten sind die einzelnen *Bewegungsparameter* von Bedeutung: Kraft, Bewegungsgeschwindigkeit, Beschleunigung, zeitliche Koordination, Bewegungsrichtung, Bewegungsziel. Aus dieser Analyse entstehen Lösungsvarianten, aus welchen eine passende ausgesucht wird.

Bewusstes Bewegungslernen:

Bewusstes Bewegungslernen ist ein Denkmodell, in dem die kognitiven Aspekte des sensomotorischen Lernens im Mittelpunkt stehen. Die zentralen Elemente des Denkmodells sind fünf *Lernschritte*: Wahrnehmen, Erkennen, Planen, AnSteuern und Feedback. Grundlage für diese Lernschritte sind Erkenntnisse und Erfahrungsberichte aus der Literatur zu den Themen Bewegung und Lernen. Im therapeutischen Prozess, in dem diese Lernschritte eingesetzt werden, ist der Dialog ein wesentliches Instrument.

Bewusstsein:

Die Fähigkeit, sich der eigenen Empfindungen, Wahrnehmungen und Intentionen gewahr zu werden, wird Bewusstsein genannt. Damit interne Prozesse reflektiert und analysiert werden können, ist es von Vorteil, immer wieder innezuhalten, abzuwarten, zu beobachten und Erkenntnisse zuzulassen.

Daueraufmerksamkeit:

siehe *Vigilanz*

Dialog:

Der Dialog bildet die Basis für ein Verständnis zwischen Dialogpartnern/ Dialogpartnerinnen, Kenntnisse werden gewonnen oder vermittelt, es findet ein Austausch statt. *Fragen* beeinflussen die Richtung des Gespräches. Sie helfen, Informationen zu erhalten und Zusammenhänge zu verstehen. Der Dialog kann verbal oder nicht verbal gestaltet werden.

Efferente Nervenbahnen:

Efferenz, vom lateinischen „efferens" (= hinausführend), bezeichnet alle vom Zentralnervensystem in die Peripherie bzw. zu Erfolgsorganen (z.B. Muskulatur) laufenden Nervenfasern. Das Gegenstück zu efferenten Bahnen sind die *afferenten Bahnen*, die Nervenimpulse in die entgegengesetzte Richtung leiten. Beide sind Bestandteile *sensomotorischer Regelkreise*.

Emotion:

Als Emotion wird das bewusste und unbewusste *Wahrnehmen* und Interpretieren einer Situation oder eines Objektes bezeichnet. Emotionen werden von physiologischen Veränderungen, kognitiven Prozessen, Gefühlserleben und einer Bereitschaft zur Verhaltensänderung begleitet.

Emotional-soziale Ebene:

Die kognitiven Vorgänge beim Bewegen finden auf verschiedenen Ebenen statt (siehe auch *sensomotorische, perzeptiv-begriffliche* und *kognitiv-intellektuelle Ebene*). Innerhalb der emotional-sozialen Ebene wird der Nutzen des Bewegens für das Individuum eingeschätzt. Dabei werden subjektive Wertvorstellungen einbezogen, wodurch ein Zusammenhang zwischen Haltung und Bewegung einerseits und emotionaler Verfassung andererseits gegeben wird.

Explizites Gedächtnis:

Im expliziten *Gedächtnis* sind Wissen, Tatsachen und Ereignisse gespeichert, auf die bewusst zurückgegriffen werden kann.

Extrinsisches Feedback:

Die Information wird bewusst von außen gegeben: durch den Therapeuten/die Therapeutin oder durch ein Gerät. Dabei kann diese Information ergebnis- oder durchführungsorientiert sein. Ergebnisorientiertes *Feedback* gibt nur Informationen über das Ende der Bewegung; durchführungsorientiertes *Feedback* greift das Bewegen selbst auf. Beide finden auf der Basis eines kognitiven Bewegungsplanes statt, der verändert und angepasst wird.

Exzentrische Muskelaktivität:

Die aktive Muskulatur wird verlängert, der Abstand zwischen Ursprung und Ansatz des Muskels wird größer und gleichzeitig von der betroffenen Muskulatur gebremst.

Fachkompetenz:

siehe *Kompetenz*

Fähigkeit:

Gesamtheit der psychischen und physischen Bedingungen, die die Ausführung einer bestimmten Verrichtung (Leistung) ermöglichen. Fähigkeiten können durch Training (= Lernen) verändert werden. *Kognitive Fä-*

higkeiten sind also die Bedingungen, die das Wahrnehmen und Erkennen ermöglichen.

Feedback:

Feedback ist die sensorische (Rück-) Information während/nach dem Bewegen und die weitere Interpretation dieser Information im Zentralnervensystem. Feedback kann in *intrinsisches* und *extrinsisches Feedback* unterteilt werden, abhängig von der Informationsquelle und -qualität.

Feedforward:

siehe *Antizipation von Bewegung*

Fertigkeiten:

Fertigkeiten sind erworbene oder erlernte Anteile des Verhaltens. Der Begriff der Fertigkeit ist vom Begriff der *Fähigkeit* abzugrenzen; die Fähigkeit ist eine Voraussetzung für die Durchführung einer Fertigkeit. Fertigkeiten sind z.B. Laufen, Gitarre spielen, Schreiben, Aufstehen und Hinsetzen; die dafür notwendigen Fähigkeiten stammen aus dem Bereich der *Kognition* und *Sensomotorik*. Der Erwerb von Fertigkeiten ist neben der Durchführung von Übungen von Begabung/Talent, bereits erlernten Fertigkeiten und inneren Voraussetzungen wie Motivation und Wille (= *Fähigkeit*) abhängig.

Frage:

Fragetechniken bedienen sich offener und geschlossener Fragen. Offene Fragen dienen dazu, Denkprozesse anzuregen. Offene Fragen können ziel- und lösungsorientiert sein. Geschlossene Fragen werden mit Ja oder Nein beantwortet. Fragen können aber auch hypothetisch gestellt werden: die Zielsituation in der Zukunft wird vorweggenommen. Fragen beeinflussen die Richtung eines *Dialogs*. Sie helfen, Informationen zu erhalten und Zusammenhänge zu verstehen. Fragen lassen das Interesse am Gegenüber erkennen.

Gedächtnis:

Unter Gedächtnis versteht man die Fähigkeit des Nervensystems, Information aufzunehmen, zu speichern und abzurufen. Die gespeicherten Informationen sind das Ergebnis von bewusstem und/oder unbewusstem *Lernen*, das durch die *neuronale Plastizität* des Gehirns erst möglich ist.

Es kann zwischen explizitem und prozeduralem Gedächtnis unterschieden werden. Im *expliziten Gedächtnis* sind Wissen, Tatsachen und Ereignisse gespeichert, auf die bewusst zurückgegriffen werden kann. Im *prozeduralen Gedächtnis* sind *Fertigkeiten* und Verhaltensweisen gespeichert, auf die ohne Bewusstsein zurückgegriffen werden kann; z.B. sind Gehen, Radfahren, Tanzen im prozeduralen Gedächtnis gespeichert.

Geteilte Aufmerksamkeit:
Geteilte *Aufmerksamkeit* beachtet zwei oder mehrere *Reize* gleichzeitig. Reize, die nicht zur Aufgabenstellung passen, werden außer Acht gelassen.

Handlung:
Eine Handlung ist eine absichtsvolle Tätigkeit, die innerhalb eines gewissen Zeitrahmens ausgeführt wird. Während das Handlungsziel invariabel definiert ist (z.B. das Deponieren der Wäsche im Korb), können die dafür erforderlichen Bewegungen vielfältig gewählt werden (z.B. Verwenden der linken oder rechten Hand; Wäschestücke hineinlegen, hineinwerfen oder fallen lassen).

Haltung:
siehe *Stützsensomotorik*

Inneres Bild:
Die inneren Bilder eines Menschen werden aus verschiedenen Sinnessystemen gespeist und mit Vorstellungen und Gefühlen verknüpft. Sie können in unterschiedlichem Maße bewusst sein. Da sich der Körper laufend verändert, ist dieses innere Bild ebenfalls ständig in Veränderung. Die individuellen inneren Bilder sind die Bezugspunkte, auf die sich das Gehirn beim Reagieren und Ausführen von Handlungen bezieht.

Intrinsisches Feedback:
Sensorisches Feedback aus dem visuellen, auditiven, propriozeptiven und/oder taktilen System wird intrinsisches *Feedback* genannt. Der/die Bewegungslernende sucht ohne führende und unterstützende Person nach Informationen im Inneren oder Äußeren. Im „Inneren" werden Veränderungen in einzelnen Körperbereichen wahrgenommen. Ebenso können Veränderungen in Bezug auf die äußere Umgebung festgestellt werden.

Imagination:
Die *Fähigkeit*, sich eine Bewegung, ein Ereignis, ein Ergebnis, eine Situation ... bildhaft vorzustellen, wird Imagination genannt (lat. Imago = Bild). Bei der motorischen Imagination stehen Bewegungsbilder im Mittelpunkt der Vorstellung: entweder wird das Bewegungsgefühl imaginiert, oder man beobachtet sich in der Vorstellung so, als ob man die Bewegung ausführen würde.

Imitation:
Imitation (lat. imitare = nachahmen, nachbilden) bezeichnet die *Fähigkeit* bewusst oder unbewusst Situationen, Bewegungen, Gesten ... nachzuahmen. Durch Imitieren kann Neues gelernt werden.

Klient/Klientin:
Klienten/Klientinnen (abgeleitet vom lateinischen „cliens" = Anhänger, Schützling) sind Auftraggebende für bestimmte Dienstleistungen. Klienten/Klientinnen, die einen sensomotorischen Therapieauftrag geben, können unterteilt werden in: Klagende, Besuchende und Kunden/Kundinnen. Die Klagenden möchten vor allem von ihren Beschwerden erzählen und ernst genommen werden. Besuchende erwarten, dass ihr Problem von außen für sie gelöst wird. Kunden/Kundinnen haben einen Auftrag für die begleitende und betreuende Person und sie sind bereit, aktiv an der Lösung ihres Problems mitzuarbeiten.

Klientenzentrierter Therapieansatz:
Ein klientenzentrierter Therapieansatz geht davon aus, dass der *Klient/die Klientin* sich selbst am besten kennt. Der Klient/die Klientin ist den eigenen Körper betreffend sowohl in Bezug auf die Problemstellung als auch für die Problemlösung kompetent. Daher kann er/sie aktiv in die einzelnen Schritte im *therapeutischen Prozess* einbezogen werden.

Kognition:
Die Kognition ist eine Sammelbezeichnung für alle Prozesse und Strukturen, die Informationen erkennen, aufnehmen, verarbeiten und speichern.

Kognitive Fähigkeiten:
siehe *Fähigkeit*, siehe *Kognition*

Kognitive Vorgänge im Rahmen der Sensomotorik:
Die Entschlussphase, die Programmierungsphase und die Bewegungs-durchführung sind die einzelnen Phasen der kognitiven Vorgänge im Rahmen der Sensomotorik.

Kognitiv-intellektuelle Ebene:
Die kognitiven Vorgänge beim Bewegen finden auf verschiedenen Ebenen statt (*sensomotorische, perzeptiv-begriffliche* und *emotional-soziale Ebene*). Die kognitiv-intellektuelle Ebene verbindet alle Ebenen mit dem Wissen um motorische Strategien. Problemlösendes Denken wird mit dem Ziel, sich zu bewegen, eingesetzt.

Kommunikation:
Kommunikation wird vom lateinischen Wort „communicare" abgeleitet, das soviel bedeutet wie „teilen, mitteilen, teilnehmen lassen". Der (verbale und nicht verbale) *Dialog* ist eine Möglichkeit der Kommunikation zwischen Menschen.

Kompetenz:
Kompetenz wird vom lateinischen Wort „competere" abgeleitet, das soviel heißt wie „zusammentreffen, zu etwas fähig sein". Im (lehrenden) Austausch mit anderen Menschen bedarf es der Fachkompetenz, der Methodenkompetenz und der Sozialkompetenz. Die Fachkompetenz umfasst das eigentliche Berufswissen und -können. Zur Methodenkompetenz zählen unter anderem die Fähigkeit zur kreativen Problemlösung, die Fähigkeit zum vernetzten Denken oder die Anwendung von Lern- und Arbeitstechniken. Menschen mit Sozialkompetenz gestalten Beziehungen verantwortungsbewusst. Sie verhalten sich empathisch, das heißt, sie begegnen anderen Menschen wertschätzend und einfühlsam.

Konzentrische Muskelaktivität:
Die aktive Muskulatur verkürzt sich und Ursprung und Ansatz der Muskulatur nähern sich an.

Lernen:
Lernen wird als Aneignung von Wissen oder Können definiert. Um zu lernen, benötigt man die *Fähigkeit*, in das Gehirn eintreffende Informationen zu verarbeiten, zu speichern und zu reproduzieren.

Lernstil:

Die Art und Weise, wie Wissen und/oder Können bevorzugt angeeignet wird, wird Lernstil genannt. So können verschiedene Informationen deutlicher wahrgenommen werden: z.B. auditive, visuelle oder propriozeptive *Reize*.

Lernschritt „AnSteuern":

Der Lernschritt „AnSteuern" fokussiert auf das Senden von Bewegungsimpulsen an die zu bewegenden Körperteile im Vorfeld und während des Bewegens. Er umfasst die bewusste innere Kontaktaufnahme mit einem zu bewegenden Körperteil. Beim anschließenden Steuern werden Bewegungsimpulse während des gesamten Bewegens kontinuierlich gesendet. Dies soll ermöglichen, dass das Bewegen fließend durchgeführt und an Veränderungen angepasst werden kann.

Lernschritt „Erkennen":

Im Lernschritt „Erkennen" werden bewusste oder unbewusste Bewegungserfahrungen von früher aufgegriffen. Der Abruf dieser Erfahrungen wird als aktive Gedächtnisleistung betrachtet. Erweist sich der Zugriff auf früher Wahrgenommenes und Bewahrtes als lückenhaft oder fehlend, wird in diesem Lernschritt Unterstützung angeboten, indem Bewegungsinformation gegeben wird.

Lernschritt „Feedback":

Der Lernschritt „Feedback" verbindet, evaluiert und beendet die Lernschritte. *Extrinsisches Feedback* wird bewusst angeboten, um einerseits den Bewegungslernprozess allgemein zu unterstützen und andererseits um *intrinsisches Feedback* zu aktivieren und zu forcieren. Dabei werden die einzelnen Lernschritte mit der Bewegungsdurchführung und dem Bewegungsergebnis in Verbindung gesetzt. Beim Bewussten Bewegungslernen wird auf den selbstständigen Aufbau eines intrinsischen Feedbacksystems besonderer Wert gelegt.

Lernschritt „Planen":

Im Lernschritt „Planen" wird die Bewegung, die in der unmittelbaren Zukunft ausgeführt werden soll, gestaltet – ein kognitiver *Bewegungsplan* entsteht. Das Bewegen wird kognitiv vorbereitet, indem es bildhaft vorgestellt wird oder der Bewegungsablauf verbalisiert wird.

Lernschritt „Wahrnehmen":

Im Lernschritt „Wahrnehmen" steht der momentan erlebte Ist-Zustand des Körpers in Ruhe und beim Bewegen im Mittelpunkt. Die Aufmerksamkeit des Klienten/der Klientin wird auf die subjektiv wahrgenommene Wirklichkeit gerichtet, um sich bewusst ein „inneres Bild" von einem Körperbereich zu machen. Ziel dieses Lernschrittes ist es, die betroffenen Körperabschnitte in ihrem vollen Potenzial empfinden zu lernen und somit die Informationen zu finden, die für fließendes, leichtes und koordiniertes Bewegen nötig sind.

Mentales Training:

Mentales Training kann als „Bewegungstraining im Kopf" verstanden werden, das heißt Training passiert, ohne sich tatsächlich zu bewegen. Im Gegensatz dazu findet beim physischen Training aktives Bewegen statt. Möglichst lebhaftes bildliches Vorstellen und/oder Verbalisieren des Bewegungslablaufes sind beim mentalen Training unterstützend.

Methodenkompetenz:

siehe *Kompetenz*

Motorik:

Nach der Bearbeitung von *Reizen* im Rahmen von *kognitiven Vorgängen der Sensomotorik* wird die Reizantwort in die Peripherie geschickt und es kommt zur Reizantwort, d.h. zur Muskelkontraktion (= Motorik).

Motorische Fertigkeit:

Eine zielgerichtete Aneinanderreihung von Bewegungen mit einem Bewegungsziel ist eine motorische Fertigkeit. *Sensomotorisches Lernen* ermöglicht das Erwerben, Verbessern und Automatisieren von motorischen Fertigkeiten. Ist die Fertigkeit automatisiert, kann sie ohne bewusste Kontrolle ausgeführt werden. Beispiele für motorische Fertigkeiten sind Gehen, Aufstehen, Hinsetzen, die Hand zum Mund führen, ...

Motorische Handlung:

Eine zielgerichtete Aneinanderreihung von *Bewegungen* und/oder *motorischen Fertigkeiten* mit einem Handlungsziel ist eine motorische Handlung. Ist diese automatisiert, kann sie ohne bewusste Kontrolle ausgeführt werden.

Motorische Vorgänge im Rahmen der Sensomotorik:
siehe *Motorik*

Motorisches Lernen:
siehe *Bewegungslernen*

Neglekt:
Mit Neglekt wird die Vernachlässigung der betroffenen Körper- und Raumhälfte bezeichnet. Informationen, die von dieser Seite angeboten werden, werden nicht in die Handlung integriert (siehe auch *neuropsychologische Störungen*).

Neuronale Plastizität:
Unter neuronaler Plastizität versteht man die Eigenschaft von Synapsen, Nervenzellen oder auch ganzen Hirnarealen, sich in Abhängigkeit von der Verwendung in ihren Eigenschaften zu verändern. Lebenslanges Lernen wird durch diese Plastizität ermöglicht.

Neuropsychologische Störungen:
Kognitive Probleme, die einem bestimmten Gehirnareal zugeordnet werden können, werden neuropsychologische Störungen genannt. Zu ihnen zählen z.B. *Neglekt, Störungen der Raumwahrnehmung, Apraxie* oder *Aphasie*.

Perzeption:
Das Wahrnehmen von Informationen im *Zentralnervensystem* wird Perzeption genannt (siehe auch *Lernen*).

Perzeptiv-begriffliche Ebene:
Die kognitiven Vorgänge beim Bewegen finden auf verschiedenen Ebenen statt (siehe auch *sensomotorische, emotional-soziale* und *kognitiv-intellektuelle Ebene*). Auf der perzeptiv-begrifflichen Ebene der kognitiven Vorgänge werden gemachte Bewegungserfahrungen berücksichtigt und in die kognitiven Vorgänge zur Einschätzung des momentanen Könnens einbezogen.

Planen:

Planen erfolgt, wenn Menschen mit einer Situation konfrontiert sind, für die es keine fertige Lösung gibt. Der Planungsprozess setzt sich aus mehreren Stadien zusammen: Impulsive Reaktionen werden unterdrückt, eine Analyse der Aufgabenbedingungen und Aufgabenkomponenten wird durchgeführt, Lösungsvarianten entstehen und eine passende wird daraus ausgewählt.

Plastizität des Gehirns:

siehe *neuronale Plastizität*

Propriozeption:

Die *Sensorik* des Bewegungsapparates (= Propriozeption) fasst Sinneseindrücke zusammen, die durch Reizung von Muskeln, Sehnen und Gelenkmechanosensoren zustande kommen. Die Propriozeption dient der Wahrnehmung von Stellungen (Positionssinn) und Bewegungen (Kinästhesie) einzelner Teile unseres Körpers.

Prozedurales Gedächtnis:

Im prozeduralen *Gedächtnis* sind *Fertigkeiten* und Verhaltensweisen gespeichert, auf die ohne Bewusstsein zurückgegriffen werden kann; z.B. sind Gehen, Radfahren, Tanzen im prozeduralen Gedächtnis gespeichert.

Reiz:

Sensoren der verschiedenen Sinnessysteme nehmen Informationen in Form von Reizen aus der Umwelt (extern) und aus dem Körper (intern) auf und übersetzen sie in eine körpereigene Sprache. In weiterer Folge werden diese Informationen zum *Zentralnervensystem* weitergeleitet. Reize können unterschiedliche Qualitäten haben: z.B. werden visuelle Reize „gesehen", auditive Reize „gehört" und propriozeptive Reize „gespürt". Reize können auf den Menschen unimodal einwirken, d.h. sie sprechen nur ein Sinnessystem an, oder multimodal (Ansprechen mehrerer Sinnessysteme).

Selektive Aufmerksamkeit:

Mithilfe der selektiven Aufmerksamkeit kann die *Aufmerksamkeit* auf bestimmte interne oder externe Reize gelenkt werden. *Reize*, die nicht zur Aufgabenstellung passen, werden außer Acht gelassen. Häufig werden die Begriffe selektive Aufmerksamkeit und Konzentration synonym verwendet.

Sensomotorik:

Als Sensomotorik bezeichnet man das Zusammenspiel von *sensorischen* und *motorischen* und *kognitiven Vorgängen*, mit dem Ziel, Bewegung und/oder Haltung zu steuern und zu kontrollieren (siehe *Stützsensomotorik* und *Zielsensomotorik*). Das sensomotorische System kann nur in seiner Gesamtheit funktionieren.

Sensomotorische Ebene:

Die kognitiven Vorgänge beim Bewegen finden auf verschiedenen Ebenen statt (siehe auch *perzeptiv-begriffliche, emotional-soziale* und *kognitiv-intellektuelle Ebene*). Die sensomotorische Ebene der Bewegung beinhaltet z.B. das Einbeziehen der Position des Körpers im Raum, der Stellung der Körperabschnitte zueinander, den Einfluss der Schwerkraft auf den Körper usw.

Sensomotorische Regelkreise:

Die Komplexität von *Stütz- und Zielsensomotorik* findet sich in teilweise parallel funktionierenden sensomotorischen Regelkreisen wieder: Sensoren nehmen Informationen in Form von Reizen auf und *afferente Bahnen* leiten diese Information zum *Zentralnervensystem* weiter (*Sensorik*). Je nach Regelkreis verarbeiten unterschiedliche Strukturen des Zentralnervensystems diese Informationen (*kognitive Vorgänge*). Am Ende dieser Verarbeitung leiten *efferente Bahnen* Impulse in die Peripherie und es kommt zur Reizantwort, d.h. zur Muskelkontraktion (*Motorik*). Sensoren in der Muskulatur schließen den Regelkreis und nehmen z.B. Reize zu Längen- und Spannungsverhältnissen der Muskulatur auf. Bahnen leiten diese Information wieder zum Zentralnervensystem (*Sensorik*).

Sensomotorischer Prozess:

siehe *Sensomotorik*

Sensomotorisches Lernen:

siehe *Bewegungslernen*

Sensomotorische Therapie:

Im Mittelpunkt der sensomotorischen Therapie stehen die Wiederherstellung und Erhaltung von Bewegungsfähigkeit.

Sensoren:

Für die Reizaufnahme sind Sensoren der verschiedenen Sinnessysteme notwendig. Diese Sensoren nehmen externe (aus der Umwelt) und interne (aus dem Körper) *Reize* auf und übersetzen sie in eine körpereigene Sprache, sodass sie über Nervenbahnen ins Zentralnervensystem geleitet werden können.

Sensorik:

Sensoren nehmen Informationen in Form von *Reizen* auf und *afferente Bahnen* leiten diese Information zum *Zentralnervensystem* weiter. Die Sensorik bildet einen Teil der s*ensomotorischen Regelkreise*.

Sensorische Vorgänge im Rahmen der Sensomotorik:

siehe *Sensorik*

Sozialkompetenz:

siehe *Kompetenz*

Störungen der Raumwahrnehmung:

Bei Störungen der Raumwahrnehmung haben *Klienten/Klientinnen* Schwierigkeiten, räumliche Beziehungen zwischen einzelnen Gegenständen zu analysieren und zu gestalten. Auch das Positionieren des eigenen Körpers in Bezug zu anderen Objekten im Raum bereitet ihnen Schwierigkeiten.

Stützsensomotorik:

Stützsensomotorik dient der Aufrechterhaltung des Gleichgewichts unter Miteinbeziehung der Stellung des Körpers im Raum und der Stellung der einzelnen Körperabschnitte zueinander. Stützsensomotorik entsteht durch die Interaktion zwischen dem aktuellen Bewegen und der Umwelt. Stützsensomotorik ist untrennbar mit *Zielsensomotorik* verbunden.

Stützsensomotorische Leistungen:

siehe *Stützsensomotorik*

Therapeutischer Prozess:
Der therapeutische Prozess bei der Behandlung von sensomotorischen Beeinträchtigungen umfasst unter anderem die Befunderhebung, die Festlegung des Therapieziels und der therapeutischen Maßnahmen. Bei all diesen Schritten kann der *Klient/die Klientin* aktiv einbezogen werden.

Tonus:
Als Muskeltonus kann der Spannungszustand der Muskulatur bezeichnet werden. Der Muskeltonus wird von der Aktivität und Innervation des Nervensystems bestimmt und beeinflusst. Die passive, viskös-elastische Komponente (oder Dehnungskomponente) und die aktive, durch Kontraktion entstehende Komponente können bei der Beurteilung des Muskeltonus unterschieden werden.

Vigilanz:
Vigilanz und *Daueraufmerksamkeit* benennen die Fähigkeit, die *Aufmerksamkeit* über einen längeren Zeitraum aufrechtzuerhalten und auf Umweltveränderungen zu reagieren, die in unregelmäßigen Zeitabständen auftreten.

Wahrnehmung:
Wahrnehmung ist ein aktiver und komplexer Prozess: Sensorische Informationen werden aufgenommen, bearbeitet und in weiterer Folge gedeutet. Durch diese Ver- und Bearbeitung entstehen im Kopf Bilder der individuellen Wirklichkeit. Veränderte Bewegungsmöglichkeiten verändern die sensorische Information und führen dadurch zu veränderter Wahrnehmung.

Zentralnervensystem:
Gehirn (Cerebrum) und Rückenmark (Medulla spinalis) bilden das Zentralnervensystem des Menschen. Das Zentralnervensystem kann als Schaltzentrale gesehen werden, in der die eintreffenden *Reize* verarbeitet werden und in weiter Folge eine Reizantwort konstruiert wird, die zu den ausführenden Systemen verschickt wird. Das Gehirn kann makroskopisch in den Hirnstamm, das Kleinhirn und das Großhirn gegliedert werden.

Zielsensomotorik:

Zielsensomotorik ermöglicht *Bewegung*. Bewegung in einzelnen oder mehreren Gelenken entsteht durch verschiedene Muskelaktivitäten, das heißt, während die eine Muskelgruppe sich kontrahiert (Agonisten), muss sich die andere Muskelgruppe entspannen (Antagonisten). Für dieses Zusammenspiel braucht es eine komplexe Zusammenarbeit der *motorischen, sensorischen* und *kognitiven Vorgänge*. Zielsensomotorik ist untrennbar mit *Stützsensomotorik* verbunden.

Zielsensomotorische Leistungen:

siehe *Zielsensomotorik*

Literatur

BAINBRIDGE COHEN B. (1997) Sensing, Feeling and Action. The Experiential Anatomy of Body – Mind Centering (3. Aufl.). Contact Editions, Northampton.

BAKKER F. C., BOSCHKER M. S. J., CHUNG T. (1996) Changes in muscular activity while imagining weight lifting using stimulus or response propositions. Journal of Sport and Exercise Psychology 18 (3), S. 313-324.

BARTH C. (2005a) Posturale Kontrolle. In: HÜTER-BECKER A. (Hrsg.) (2005) Das neue Denkmodell in der Physiotherapie. Band 2: Bewegungsentwicklung Bewegungskontrolle, S. 177-244. Thieme Verlag, Stuttgart.

BARTH C. (2005b) Zielformulierung. In: HÜTER-BECKER A. (Hrsg.) (2005) Das neue Denkmodell in der Physiotherapie. Band 2: Bewegungsentwicklung Bewegungskontrolle, S. 97-101. Thieme Verlag, Stuttgart.

BERTHOZ A. (1996) The role of inhibition in the hierarchical gating of executed and imagined movements. Cognitive Brain Research 3 (2), S. 101-113.

BETZ U. (2006) Die Untersuchung des Bewegungssystems. In: HÜTER-BECKER A. (Hrsg.) (2006) Lehrbuch zum Neuen Denkmodell der Physiotherapie. Band 1: Bewegungssystem (2. Aufl.), S. 221-278. Thieme Verlag, Stuttgart.

BIRKENBIHL V. F. (2007a) Stroh im Kopf? (47. Aufl.). mvg Verlag, Heidelberg.

BIRKENBIHL V. F. (2007b) Trotzdem Lehren (3. Aufl.). mvg Verlag, Heidelberg.

BIRKENBIHL V. F. (2007c) Signale des Körpers. Körpersprache verstehen (20. Aufl.). mvg Verlag, Heidelberg.

BUSCH M., PIRNBAUM E., WEISE A. (2007) Das PRPP-System: Erfassen der Informationsverarbeitungsprozesse im Rahmen von Alltagsaktivitäten. Ergotherapie & Rehabilitation 7/07, S. 11-17.

CREELMAN J. (2003) Influence of mental practice on development of voluntary control of a novel motor acquisition task. Perceptual and Motor Skills 97 (1), S. 319-337.

CHAPPARO C., RANKA J. (2009) [online] abrufbar unter: http://www.occupationalperformance.com abgerufen am 1. 4. 2009.

CSIKSZENTMIHALYI M. (2008) Flow: Das Geheimnis des Glücks (14. Aufl.). Klett-Cotta Verlag, Frankfurt.

DIMDI (Deutsches Institut für Medizinische Dokumentation und Information) (2005) ICF – Internationale Klassifikation der Funktionsfähigkeit, Behinderung und

Gesundheit. Deutsche Übersetzung Stand 2005. [online] abrufbar unter: http://www.dimdi.de/dynamic/de/klassi/downloadcenter/icf/endfassung/icf_ endfassung-2005-10-01.pdf abgerufen am 1. 4. 2009.

DISKRELL J. E., COPPER C., MORAN A. (1994) Does mental practice enhance performance? Journal of Applied Psychology 79 (4), S. 481-492.

EBERSPÄCHER H. (2007) Mentales Training. Ein Handbuch für Sportler (7. Aufl.). Copress Verlag, München.

FELDENKRAIS M. (1987) Die Entdeckung des Selbstverständlichen. Suhrkamp Verlag, Frankfurt am Main.

FELDENKRAIS M. (1996) Bewusstheit durch Bewegung. Der aufrechte Gang. Suhrkamp Verlag, Frankfurt am Main.

FELTZ D. L., LANDERS D. M. (1983) The effects of mental practice on motor skill learning and performance: a meta-analysis. Journal of Sport Psychology 5 (1), S. 25-57.

FISCHER-EPE M. (2004) Coaching: Miteinander Ziele erreichen. Rowohlt Taschenbuch Verlag, Reinbek bei Hamburg.

FOERSTER H. von, GLASERSFELD E. von (2007) Wie wir uns erfinden. Eine Autobiographie des radikalen Konstruktivismus (3. Aufl.). Carl-Auer-Systeme Verlag, Heidelberg.

FRANKLIN E. (2008) Befreite Körper (5. Aufl.). VAK Verlag, Kirchzarten bei Freiburg.

FRANKLIN E. (2007) Locker sein macht stark (7. Aufl.). Kösel Verlag, München.

FRIES W., FREIVOGEL S., BECK B. (1999) Rehabilitation von Störungen der Willkürmotorik. In: FROMMELT P., GRÖTZBACH H. (Hrsg.) (1999) Neurorehabilitation. Grundlagen, Praxis, Dokumentation, S.149-183. Blackwell Wissenschafts Verlag, Berlin.

GARNIER K. von, STAMM T. A., EWERT T., STUCKI G. (2006) Anwendung der Internationalen Klassifikation der Funktionsfähigkeit, Behinderung und Gesundheit (ICF) in der Ergotherapie. Ein Fallbeispiel. Ergoscience 1 (1), S. 7-13.

GEISSELHART R. R., BURKART C. (2008) Memory. Gedächtnistraining und Konzentrationstechniken (4. Aufl.). Haufe Verlag, Planegg bei München.

GEISSELHART R. R., ZERBST M. (2005) Das perfekte Gedächtnis. Der schnelle Weg zum Superhirn. Gedächtnistraining leicht gemacht (9. Aufl.). Deutscher Taschenbuch Verlag, München.

GEORGE S. (2002) Praxishandbuch COPM. Schulz-Kirchner Verlag, Idstein.

GERBER M. (2007) Dein Baby zeigt dir den Weg (3. Aufl.). Arbor Verlag, Freiamt im Schwarzwald.

GOBIET W. (1999) Frührehabilitation nach Schädel-Hirn-Trauma (2. Aufl.). Springer Verlag, Berlin.

GÖTZE R., ZENZ K., MICHAL C. (2005) Neuropsychologisches Befundsystem für die Ergotherapie (2. Aufl.). Springer Medizin Verlag, Heidelberg.

GOLDENBERG G. (2007) Neuropsychologie: Grundlagen Klinik Rehabilitation (4. Aufl.). Urban & Fischer Verlag, Stuttgart.

GRIMM M., HABERMANN C. (2007) Gedächtnisstörungen. In: HABERMANN C., KOLSTER F. (Hrsg.) (2007) Ergotherapie im Arbeitsfeld Neurologie (2. Aufl.), S. 643-684. Thieme Verlag, Stuttgart.

GROUIOS G. (1992) Mental Practice: a review. Journal of Sports Behavior 15 (1), S. 42-59.

HAASE F. (2007) Phasen des Therapieprozesses. In: SCHEEPERS C., STEDING-ALB-RECHT U., JEHN P. (Hrsg.) (2007) Ergotherapie: Vom Behandeln zum Handeln. Lehrbuch für die theoretische und praktische Ausbildung (3. Aufl.), S. 189-196. Thieme Verlag, Stuttgart.

HABERMANN C., KOLSTER F. (2007) Der ergotherapeutische Prozess. In: HABERMANN C., KOLSTER F. (Hrsg.) (2007) Ergotherapie im Arbeitsfeld Neurologie (2. Aufl.), S. 109-200. Thieme Verlag, Stuttgart.

HAGMANN S., GOLDENBERG G. (1997) Therapie von Alltagsfertigkeiten bei Patienten mit Apraxie. Praxis Ergotherapie 10 (1), S. 4-9.

HANNAFORD C. (2008) Bewegung – das Tor zum Lernen (7. Aufl.). VAK Verlag, Kirchzarten bei Freiburg.

HARRIS T. A. (2009) Ich bin o.k. – Du bist o.k. (43. Aufl.). Rowohlt Verlag, Reinbek bei Hamburg.

HEDIN S. (2002) PNF – Grundverfahren und funktionelles Training: Extremitäten, Rumpf und Nacken, Mattentraining, Gangschulung, ADL (2. Aufl.). Urban & Fischer Verlag, München.

HEEL C. (2006a) Verminderte Bewegungsqualität. In: HÜTER-BECKER A. (Hrsg.) (2006) Lehrbuch zum Neuen Denkmodell der Physiotherapie. Band 1: Bewegungssystem (2. Aufl.), S. 279-288. Thieme Verlag, Stuttgart.

HEEL C. (2006b) Bewegung ist Leben und Leben ist Bewegung. In: HÜTER-BECKER A. (Hrsg.) (2006) Lehrbuch zum Neuen Denkmodell der Physiotherapie. Band 1: Bewegungssystem (2. Aufl.), S. 23-29. Thieme Verlag, Stuttgart.

HENGEVELD E. (2005) Untersuchen als Prozess, Clinical Reasoning. In: HÜTER-BECKER A., DÖLKEN M. (2005) Untersuchen in der Physiotherapie, S. 3-38. Thieme Verlag, Stuttgart.

HENNINGSEN H., ENDE-HENNINGSEN (1999) Neurobiologische Grundlagen der Plastizität des Nervensystems. In: FROMMELT P., GRÖTZBACH H. (Hrsg.) (1999) Neurorehabilitation. Grundlagen, Praxis, Dokumentation, S. 29-40. Blackwell Wissenschafts-Verlag, Berlin.

HIRSCH M. A., HIRSCH H. V. B. (2005) Ein Wirkort stellt sich vor: Das flexible Gehirn – veränderbare Welt im Kopf. In: HÜTER-BECKER A. (Hrsg.) (2005) Das neue Denkmodell in der Physiotherapie. Band 2: Bewegungsentwicklung Bewegungskontrolle, S. 12-60. Thieme Verlag, Stuttgart.

HORST R. (2005) Motorisches Strategietraining und PNF. Thieme Verlag, Stuttgart.

HOCHSTENBACH J., MULDER T. (1999) Neuropsychology and the relearning of motor skills following stroke. International Journal of Rehabilitation Research 22 (1), S. 11-19.

HÜTHER G. (2009) Bedienungsanleitung für ein menschliches Gehirn (8. Aufl.). Vandenhoeck & Ruprecht, Göttingen.

HÜTHER G. (2008) Die Macht der inneren Bilder. Wie Visionen das Gehirn, den Menschen und die Welt verändern (4. Aufl.). Vandenhoeck & Ruprecht, Göttingen.

HUMMELSHEIM H. (1998) Neurologische Rehabilitation. Neurologische Grundlagen – Motorische Störungen – Behandlungsstrategien – Sozialmedizin. Springer Verlag, Berlin.

HUTH M., KNOBEL S. (2008) Vermessung von Gefühlen. Wissenschaftlicher Grundstein für unsere heutigen Bewegungslehren. Lebensqualität – Die Zeitschrift für Kinaesthetics 4/2008, S. 29-31.

ILLERT M., KUHTZ-BUSCHBECK J. P. (2006) Motorisches System. In: SCHMIDT R. F., SCHAIBLE H. G. (Hrsg.) (2006) Neuro- und Sinnesphysiologie (5. Aufl.), S. 94-131. Springer Verlag, Berlin.

JACKSON P. L., LAFLEUR M. F., MALOUIN F., RICHARDS C., DOYON J. (2001) Potential role of mental practice using motor imagery in neurologic rehabilitation. Archives of Physical Medicine and Rehabilitation 82 (8), S. 1133-1141.

KABAT H., KNOTT M. (1953) Proprioceptive facilitation technics for treatment of paralysis. Physical Therapy Revue 33 (2), S. 53-64.

KAST B. (2009) Wie der Bauch dem Kopf beim Denken hilft. Die Kraft der Intuition. Fischer Verlag, Frankfurt am Main.

KERKHOFF G., SCHINDLER I. (1999) Neurovisuelle Störungen. In: FROMMELT P., GRÖTZBACH H. (Hrsg.) (1999) Neurorehabilitation. Grundlagen, Praxis, Dokumentation, S. 313-336. Blackwell Wissenschafts Verlag, Berlin.

KNOBLICH G., ÖLLINGER M. (2005) Vom Geistesblitz getroffen. Gehirn & Geist 11/2005, S. 40-47. Spektrum der Wissenschaft, Heidelberg.

KOLB K., MILTNER F. (2007) Gedächtnistraining (12. Aufl.). Gräfe und Unzer Verlag, München.

LARSEN C. (2007) Die zwölf Grade der Freiheit. Spiraldynamik. Kunst und Wissenschaft menschlicher Bewegungskoordination (3. Aufl.). Verlag Via Nova, Petersberg.

LAUBE W. (2004) Physiologie, Leistungsphysiologie, Pathophysiologie. In: HÜTER-BECKER A., DÖLKEN M. (Hrsg.) (2004) Biomechanik, Bewegungslehre, Leistungsphysiologie und Trainingslehre. S. 127-298. Thieme Verlag, Stuttgart.

LAUPER R. (2004) Von Kopf bis Fuß in Bewegung. Spielerische Körperarbeit mit Schulkindern. Verlag pro juventute, Radolfzell.

LAW M., BAPTISTE S., CARSWELL A., McCOLL M., POLATAJKO H., POLLOK N. (2005) Canadian Occupational Performance Measure (4. Aufl.). CAOT Publications ACE, Toronto.

LEE T. D., SWANSON L. R., HALL A. L. (1991) What is repeated in repetition? Effects of practice conditions on motor skill acquisition. Physical Therapy 71 (2), S. 150-156.

LEHNER M. (2006) Viel Stoff – wenig Zeit. Wege aus der Vollständigkeitsfalle. Haupt Verlag, Bern.

LETZEL C. (2003) Neuropsychologische Befunderhebung. Arbeitsbuch für Befund und Therapie. Richard Pflaum Verlag, München.

LURIJA A. R. (1996) Das Gehirn in Aktion. Einführung in die Neuropsychologie. Rowohlt, Reinbek bei Hamburg.

MacDONALD R., NESS C. (2006) Geheime Künste Alexander-Technik. Taschen Verlag, Köln.

MAGILL R. A. (2006) Motor Learning and Control: Concepts and Applications (8. Aufl.). Mc Graw-Hill, New York.

MAROTZKI U. (2007) Praxismodelle in der Ergotherapie. In: SCHEEPERS C., STEDING-ALBRECHT U., JEHN P. (Hrsg.) (2007) Ergotherapie: Vom Behandeln zum Handeln. Lehrbuch für die theoretische und praktische Ausbildung (3. Aufl.), S. 104-126. Thieme Verlag, Stuttgart.

MATTHIJS O., PARIDON-EDAUW D. van, WINKEL D. (2003) Manuelle Therapie der peripheren Gelenke – Bände 1-3: Manuelle Therapie der peripheren Gelenke 1. Biomechanik, Bindegewebe, Schulter: Bd 1. Urban & Fischer Verlag, München.

MAYER J., GÖRLICH P., EBERSPÄCHER H. (2003) Mentales Gehtraining – Ein salutogenes Therapieverfahren für die Rehabilitation. Springer Verlag, Berlin.

MEHNE S. (1999) Fingerspitzengefühl. Plädoyer für systemische Medizin am Beispiel der Systemischen Physiotherapie – SYS PT. Borgmann publishing, Dortmund.

MOLCHO S. (1998) Körpersprache (21. Aufl.). Mosaik bei Goldmann Verlag, München.

MULDER T. (2007) Das adaptive Gehirn. Über Bewegung, Bewusstsein und Verhalten. Thieme Verlag, Stuttgart.

MULDER T., ZIJLSTRA S., ZIJLSTRA W., HOCHSTENBACH J. (2004) The role of motor imagery in learning a totally novel movement. Experimental Brain Research 154 (2), S. 211-217.

NEWELL K. M. (1991) Motor skill acquisition. Annual Review of Psychology 42, S. 213-237.

NIEMANN H. (1999) Störungen der Aufmerksamkeit. In: FROMMELT P., GRÖTZBACH H. (Hrsg.) (1999) Neurorehabilitation. Grundlagen, Praxis, Dokumentation. S. 273-293. Blackwell Wissenschafts Verlag, Berlin.

NOERRETRANDERS T. (2002) Spüre die Welt. Die Wissenschaft des Bewusstseins. (4. Aufl.). Rowohlt Science Sachbuch, Reinbek bei Hamburg.

PERFETTI C. (2008) Der hemiplegische Klient. Kognitiv-therapeutische Übungen (2. Aufl.). Pflaum Verlag, München.

PERFETTI C. (2006) Rehabilitieren mit Gehirn. Kognitiv-Therapeutische Übungen in der Neurologie und Orthopädie. Pflaum Verlag, München.

PETERS A., SIEBEN I. (2008) Das große Feldenkrais Buch. Heinrich Hugendubel Verlag, München.

PIRET S., BEZIERS M. M. (1971) La coordination motrice. Masson, Paris.

PÖSSL J., SCHELLHORN A. (2002) Therapieziele in der neuropsychologischen Rehabilitation. In: GOLDENBERG G., PÖSSL J., ZIEGLER W. (Hrsg.) (2002) Neuropsychologie im Alltag, S. 12-31. Thieme Verlag, Stuttgart.

PRODINGER B. (2008) Die ICF in der Ergotherapie. Ergotherapie. Fachzeitschrift von Ergo Austria – Bundesverband der ErgotherapeutInnen Österreichs 1/2008, S. 22-26.

PROSIEGEL M. (2006) Neuropsychologische Störungen und ihre Rehabilitation. Hirnläsionen, Syndrome, Diagnostik, Therapie (4. Aufl.). Pflaum Verlag, München.

RADATZ S. (2008) Einführung in das systemische Coaching (2. Aufl.). Carl-Auer-Systeme Verlag, Heidelberg.

ROSENBERG M. B. (2009) Gewaltfreie Kommunikation. Eine Sprache des Lebens (8. Aufl.). Jungfermann Verlag, Paderborn.

ROTH G. (2009) Aus Sicht des Gehirns. Suhrkamp, Frankfurt am Main.

ROTH, G. (1997) Das Gehirn und seine Wirklichkeit. Kognitive Neurobiologie und ihre philosophischen Konsequenzen. Suhrkamp, Frankfurt am Main.

SCHELLHAMMER S. (2002) Bewegungslehre. Motorisches Lernen aus der Sicht der Physiotherapie. Urban & Fischer Verlag, München.

SCHMIDT R. A., LEE T. D. (2005) Motor Control and Learning: a Behavioral Emphasis. (4. Aufl.). Human Kinetics, Champaign.

SCHMIDT R. A., WRISBERG C. A. (2008) Motor learning and performance: a situation based learning approach (4. Aufl.). Human Kinetics, Champaign.

SCHULTZE-JENA A. (2007) Patienten mit Aphasie in der Ergotherapie. In: HABER-MANN C., KOLSTER F. (Hrsg.) (2007) Ergotherapie im Arbeitsfeld Neurologie (2. Aufl.), S. 685-696. Thieme Verlag, Stuttgart.

SHAZER S. de (2009) Worte waren ursprünglich Zauber. Carl-Auer-Systeme Verlag, Heidelberg.

SHUMWAY-COOK A., WOOLLACOTT M. H. (2006) Motor Control - Translating Research into Clinical Practice (3. Aufl.). Lippincott Williams & Wilkins, Philadelphia.

SIMON W. (2007) GABALs großer Methodenkoffer. Grundlagen der Kommunikation (3. Aufl.). Gabal Verlag, Offenbach.

SPAULDING S. J. (2005) Meaningful Motion. Biomechanics for Occupational Therapists. Elsevier Churchill Livingstone, Edinburgh.

TAYLOR J. B. (2008) Mit einem Schlag. Wie eine Hirnforscherin durch ihren Schlaganfall neue Dimensionen des Bewusstseins entdeckt. Droemer Knaur Verlag, München.

THÖNE A., CRAMON Y. von (1999) Gedächtnisstörungen. In: FROMMELT P., GRÖTZBACH H. (Hrsg.) (1999) Neurorehabilitation. Grundlagen, Praxis, Dokumentation, S. 293-305. Blackwell, Berlin.

UMPHRED D. A. (2000) Behandlungstechniken und ihre Klassifikation nach primären Input-Systemen: Inhärente und künstliche Feedback-Systeme und Regelkreise; ihr potentieller Einfluss zur Änderung eines feedforward-orientierten Bewegungssystems. In: UMPHRED D. A. (2000) Neurologische Rehabilitation. Bewegungskontrolle und Bewegungslernen in Theorie und Praxis, S.187-326. Springer Verlag, Berlin.

WEBSTER M. (1993) Webster's Third New International Dictionary of the english language unabridged (10. Aufl.). Könemann, Köln.

WISSEL J. (2004) Neurobiologische Grundlagen der Senso- und Emotionsmotorik. In: PANTKE K., KÜHN C., MROSACK G., SCHARBERT G. (Hrsg.) (2004) Bewegen und Wahrnehmen. Grundlagen der Rehabilitation. (2. Aufl.), S. 9-19. Schulz-Kirchner Verlag, Idstein.

ZARUBA B., WIERK S. (2006) Dem Leben wiedergegeben. Erfolgreiche Selbsttherapie bei Bewegungsstörungen wie Schlaganfall, Parkinson, MS und ähnlichen Erkrankungen (3. Aufl.). Herbig Verlag, München.

ZETKIN M., SCHALDACH H. (1999) Lexikon der Medizin. (16. Aufl.). Ullstein Medical, Wiesbaden.

Index

C

D

E

F